标准化病人的培训和管理

石淑文 编 著

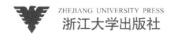
ZHEJIANG UNIVERSITY PRESS
浙江大学出版社

图书在版编目（CIP）数据

标准化病人的培训和管理 / 石淑文编著. — 杭州：
浙江大学出版社, 2017.11（2024.7重印）
　ISBN 978-7-308-17655-2

　Ⅰ. ①标… Ⅱ. ①石… Ⅲ. ①病人－标准化管理
Ⅳ. ①R197.323

中国版本图书馆CIP数据核字（2017）第283331号

标准化病人的培训和管理

石淑文　编著

责任编辑	张　鸽
文字编辑	董晓燕
责任校对	张凌静
封面设计	黄晓意
出版发行	浙江大学出版社
	（杭州市天目山路148号　邮政编码310007）
	（网址：http://www.zjupress.com）
排　　版	杭州兴邦电子印务有限公司
印　　刷	广东虎彩云印刷有限公司绍兴分公司
开　　本	880mm×1230mm　1/32
印　　张	5.5
字　　数	119千
版印次	2017年11月第1版　2024年7月第4次印刷
书　　号	ISBN 978-7-308-17655-2
定　　价	20.00元

序

标准化病人(Standardized patients, SP)的概念与实践起源于美国,自该概念的提出至今已有50余年。SP并非真正的病人,而是经系统培训后能够在医学生临床技能教学或考试中扮演病人,并给医学生提供恰当的评估和反馈指导的健康人,也可以说是医学生的"专业陪练员"。与真实病人的床边教学相比,应用SP教学可以根据教学目的设计病例和场景,较少受时间、空间等客观因素的限制,并且教学效果也更为有效;同时,由于应用SP能达到考题和评估标准的同质化,从而使考核更标准化,更公平。因此,SP在国内外医学教育中的应用日趋广泛,并发挥着独特的作用。如美国和加拿大,早在十多年前就已将SP应用于国家执业医师资格考试。自2015年起,我国国家医学考试中心也在执业医师资格考试第一阶段的临床基本技能考试中应用了SP。此外,在我国部分住院医师规范化培训基地的培训和结业考试中也采用了SP。

1991年,浙江医科大学在美国纽约中华医学基金会(China Medical Board of New York, CMB)的资助下,与国内若干所医学院校一起率先培训了一批SP,将SP教学引入中国。经过26年的发展,浙江大学医学院已经拥有一支稳定的SP队伍,SP广泛应用于临床技能(病史采集、体格检查和医患沟通等)的教学和考试中;

还建立了涵盖内科、外科、妇科、儿科及精神科等各临床专科的
SP 师资团队。

本书作者石淑文老师是一名具有 30 年临床经验的儿内科主
任医师(血液病学专业),自 2009 年 10 月以来一直担任浙江大学
医学院 SP 教学主管。石老师在学院原有 SP 工作基础上,积极探
索实践,建立了一套规范化的 SP 招聘、培训和管理体系,在 SP 病
例剧本的编写及教学应用上积累了丰富的经验,使 SP 教学在浙
江大学医学院新医学课程改革和考试中发挥了不可替代的作用。

目前,浙江大学医学院共有 30 多名 SP,他(她)们来自于各行
各业,虽然总的人数不多,但这些 SP 都经过严格的培训和考核,
对工作认真负责,善于学习,勇于奉献,乐于分享经验,具有高度
的敬业精神和专业素养,是一个值得大家尊敬的团队。

鉴于目前国内实施 SP 教学的医学院校不多,也少有比较系
统的有关 SP 培训和管理的教材和专著,石淑文老师在汲取浙江
大学医学院、北京协和医学院、复旦大学上海医学院、台北医学大
学及美国加州大学洛杉矶分校(University of California, Los Ange-
les, UCLA)等国内外多家医学院校 SP 培训和管理经验的基础上,
结合自己多年的 SP 教学实践编写了此书。本书详细介绍了 SP
的招聘、培训、应用、管理及 SP 病例剧本的编写,还特别提供了 19
位 SP 的工作经验分享,内容翔实,非常实用,是一本难得的参考
书,希望给广大医学院校教学管理人员、SP 培训师、SP 和对 SP 感
兴趣的师生等提供参考和交流。

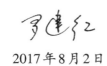

2017 年 8 月 2 日

前 言

标准化病人（Standardized patients, SP）是指经过标准化、系统化培训后，能稳定、逼真地模拟临床病人症状的健康人，而且能充当医学生的评估者和指导教师。自1963年美国南加州大学（University of Southern California, USC）神经病学专家 Howard Barrow 出于教学的目的而首先倡导应用SP以来，SP在国内外已经越来越多地被应用于临床技能教学和考试中，美国、加拿大等国家率先在执业医师资格考试中使用了SP。

1991年，浙江医科大学、华西医科大学和九江医学专科学校这三所医学院校，在美国纽约中华医学基金会（CMB）的援助下，和CMB主席 W. Sawyer 博士及美国麻省大学医学中心（University of Massachusetts Medical Center, UMMC）Paula L. Stillman 教授的帮助下，开展了"临床技能教学与评估项目"研究，把SP首先引入中国，并培养出了第一批SP。随后，国内许多医学院校也相继开展了SP的招聘、培训和应用工作。

从2015年起，我国国家医学考试中心开始了以五年制本科临床医学专业学生为实证研究对象的两段式执业医师考资格试，在第一阶段的病史采集和体格检查考试中应用了SP。浙江大学医学院自2016年起就参加了这个分阶段考试。可以肯定，在不久的将来，我国的SP也会得到全面推广，并应用于国家执业医师资格考试中。

SP在临床技能教学和考试中的应用越来越广泛,很多医学院校已经把SP应用于医学生和低年资医师的临床技能(主要是病史采集、体格检查和医患沟通等方面)的教学、培训、客观结构化临床考试(Objective structured clinical examination, OSCE)及临床技能竞赛中。SP在临床技能教学和考试中所起的作用也越来越重要。SP不仅可以扮演病人,还可以随时随地为临床技能教学提供各种病例,这就解决了医学教学的需求与病人就医的需求两者之间的矛盾。此外,SP还能充当评估者和指导教师,在临床技能教学中能及时给予学生反馈、指导,纠正学生存在的问题和错误。最重要的是,SP可在临床技能考试中给考生提供一致的考试病例和评估标准,而这是应用真实病人所无法达到的。因此,在以后的临床技能教学和考试中,将越来越离不开SP的参与。

2016年1月,中国"标准化病人"(SP)实践教学指导委员会[China Standardized Patients (SP) Practice Teaching Guidance Committee, CSPC](简称SP教指委)成立。SP教指委主要开展SP培训和认证、SP应用指导及SP学术交流等工作,致力于推动我国SP教学事业的发展。浙江大学医学院是CSPC的副主任委员单位。

目前,我国仍有很多医学院校尚未或刚刚开始SP的招聘和培训工作。我们在总结浙江大学医学院26年的SP培训和管理经验的基础上,并汲取北京协和医学院、复旦大学上海医学院、台北医学大学及美国加州大学洛杉矶分校(UCLA)等国内外多家医学院校的SP培训和管理经验后,编写了本书。本书从SP的概述、招聘、培训、应用、管理及SP病例剧本的编写等方面进行了详细的介绍,希望为计划开展或已经开展SP项目的医学院校、SP培训和管理老师以及SP提供参考和交流。此外,本书还专门提供了浙江大学医学院的19位资深SP的切身工作体会和经验,希望给广大SP培训和管理老师及SP带来启发。

在本书编写过程中得到了浙江大学医学院各级领导的大力支持和帮助。浙江大学医学院俞方老师和北京协和医院主任医师、CSPC专家委员会主任潘慧老师给予了热情的指导和帮助。浙江大学医学院教学办公室(包括本科生科、研究生科、继续教育科)、诊断学教研组、临床技能中心、许多经验丰富的SP专家(如张爱珍教授、赵小英教授等)、SP师资团队的各位老师和全体SP都给予了许多工作上的支持和帮助,而且19位资深SP还分享了自己宝贵的经验,在此一并表示最诚挚的感谢!

由于时间紧迫,编写过程中难免发生错误,我们诚挚地欢迎广大读者,尤其是SP培训和管理老师及SP,能向我们反馈您的宝贵意见和建议。我们真诚地希望SP能够广泛应用于临床技能的教学和考试中,促进我们的临床医学教育事业不断向前发展。

SP工作任重而道远!

编者

2017年夏,于杭州

缩略词表

（按英文缩写字母排序）

英文缩写	英文全称	中文全称
ACIRS	Arizona Clinical Interview Rating Scale	亚利桑那临床问诊评分量表
ASPE	Association of Standardized Patient Educators	标准化病人教学管理者协会
CMB	China Medical Board of New York	纽约中华医学基金会
CSPC	China Standardized Patients Practice Teaching Guidance Committee	中国"标准化病人"（SP）实践教学指导委员会
ECFMG	Educational Commission for Foreign Medical Graduates	外国医学院校毕业生教育委员会
MSE	Multiple station examination	临床技能多站式考试
NBME	National Board of Medical Examiners	医师考试委员会
OSCE	Objective structured clinical examination	客观结构化临床考试
SP	Standardized patients	标准化病人
UCLA	University of California,Los Angeles	加州大学洛杉矶分校
UMMC	University of Massachusetts Medical Center	麻省大学医学中心
USC	University of Southern California	南加州大学

目　录

第一章　SP概论

第一节　SP概述和SP在医学教育中的作用　　3

第二节　SP的发展历史　　4

第三节　SP在临床医学教育中应用的优缺点　　6

第二章　SP的招聘

第一节　做SP需具备的条件和能力　　11

第二节　招聘SP的步骤　　13

第三章　SP的培训

第一节　SP培训的目标、内容和方式　　21

第二节　入门培训　　22

第三节　问诊和体格检查知识培训　　23

第四节　评估和反馈培训　　64

第五节　表演培训　　68

第六节　SP工作中的注意事项　　69

第四章　SP的应用

第一节　SP的应用范围　　　　　　　　　　　75

第二节　SP在客观结构化临床考试中的应用　76

第三节　SP在医患沟通中的应用　　　　　　81

第四节　SP在精神病问诊中的应用　　　　　84

第五章　SP病例剧本的编写

第一节　编写SP病例剧本需要考虑的因素　89

第二节　编写SP病例剧本　　　　　　　　　90

第六章　SP的管理

第一节　SP管理的目的　　　　　　　　　107

第二节　SP管理的内容　　　　　　　　　115

第三节　SP的标准化和质量控制　　　　　119

第七章　SP经验交流

参考文献

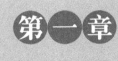

第一章

SP概论

第一节　SP概述和SP在医学教育中的作用

医学是一门实践性很强的学科,要想成为一名好医生,不仅需要有深厚的医学理论基础和很强的逻辑思维能力,还需要有熟练的临床技能(包括问诊技能、体格检查技能和手术操作技能等)和良好的医患沟通能力。在医学生成长为医生的过程中,临床技能和医患沟通能力这些实践技能的训练和培养都离不开病人的参与。然而,为了保障病人的隐私和病人在医院治疗期间得到良好医疗照护和充分休息的权益,同时由于临床中真实病人病情的复杂性和特殊性,临床中真实的病人并不宜作为医学生临床技能培训模拟训练的对象。为了解决这一矛盾,标准化病人(Standardized patients, SP)应运而生。

SP指没有医学知识,但经过标准化、系统化培训后能准确表现病人临床问题的健康人。在临床技能培训或考试中,SP身兼三职,既扮演"病人",又是"评估者"(给学生打分),还是"教学指导员"(给学生进行反馈和指导)。因为SP都是真实的人,不同于模拟病人(Patient simulator)(假人),所以SP只应用于问诊技能、体格检查技能、医患沟通技能等的教学和考核过程中,而不应用于任何损伤性的操作中。在损伤性操作的练习中,我们则应用模拟病人。模拟病人是指模拟真人而设计出来的人体模型,可模仿健康人或病人的一些体征,用于各种损伤性操作的练习中,如静脉穿刺、骨髓穿刺、腰椎穿刺、胸腔穿刺、腹腔穿刺及其他多种诊断和治疗操作中,其反应非常逼真。但模拟病人不适合用于问诊、体格检查技能和医患沟通能力的训练中。由此可见,SP和模拟病人两者的应用可相互弥补,使医学生们在学校里就能进行各种临床技能的训练,并得到医患沟通能力的培养,为进入真正的临床实践阶段打好坚实的基础。随着逐步应用和推广,SP目前已在疾病问诊、体格检查、医患沟通、职业行为能力和临床诊疗思维的培养和考核中发挥着重要的教学辅助作用。

今天的医学生,就是明天的医生。今天,我们让医学生更好地掌握临床技能;明天,他们就会给予病人更好的医治!

第二节　SP的发展历史

一、国外SP的发展历史

1963年,美国南加州大学(University of Southern California, USC)神经病学专家 Howard Barrow 博士在心理学教学中首次应用SP训练学生的问诊和体格检查,并由SP对学生的表现进行评估和反馈。随后,SP被逐渐应用于临床医学的教学和考试中。

1968年,美国爱荷华大学(University of Iowa)Robert Kretzschoman 博士开发了第一个SP——"妇产科教学合作者"。

70年代中期,英国苏格兰邓迪大学(University of Dundee)Ronald Harden 教授等开发SP,并第一次实现了SP在客观结构化临床考试(Objective structured clinical examination, OSCE)中的应用。

70年代后期,美国亚利桑那大学(University of Arizona)儿科医师Paula L. Stillman开发了亚利桑那临床问诊评分量表(Arizona Clinical Interview Rating Scale,ACIRS),供SP使用,以评估医学生在临床问诊中的表现。

1989年,Paula L. Stillman等调查了美国和加拿大的136所医学院校,发现其中94所(69%)在不同程度地使用SP。

1992年,加拿大医学会开始在全国性执业医师资格考试中使用SP。

1998年,美国外国医学院校毕业生教育委员会(Educational Commission for Foreign Medical Graduates, ECFMG)在国外医学毕业生申请美国住院医师资格的考试中引入了SP。

2001年,标准化病人教学管理者协会(Association of Standardized Patient Educators, ASPE)在美国成立,标志着SP迈入了规范化的学术发展轨道。

2004年,美国医师考试委员会(National Board of Medical Examiners, NBME)联合ECFMG,为全美医学毕业生实行了第一个SP考试。

目前,美国、加拿大等国家已将SP应用于国家执业医师资格考试。

二、国内的发展历史

1991年,浙江医科大学、华西医科大学和九江医学专科学校这三所医学院校,在美国纽约中华医学基金会(CMB)的援助下,和CMB主席W. Sawyer博士及美国麻省大学医学中心Paula L. Stillman教授的帮助下,开展了"临床技能教学与评估项目"研究,把SP首先引入中国,并培养出了第一批SP。随后,国内许多医学院校相继开展了SP的招聘、培训和应用工作。

2015年,国家医学考试中心开始了以五年制本科临床医学专业学生为实证研究对象的临床执业医师两段式考试。该考试第一阶段是在医学生完成临床见习时进行;第二阶段是在医学生本科毕业后,住院医师培训满1年或在医疗机构试用满1年时进行。第一阶段考试分为理论考试和临床基本技能考试。临床基本技能考试主要包括病史采集、体格检查和基本操作技能,其中病史采集和体格检查考试中均应用了SP。2015年,全国参加第一阶段考试的医学院校共13所;2016年增加到33所;2017年达46所。

2016年1月,中国"标准化病人"(SP)实践教学指导委员会〔China Standardized Patients (SP) Practice Teaching Guidance Committee, CSPC〕(简称SP教指委)成立。SP教指委主要开展SP培训和认证、SP应用指导及SP学术交流等工作,致力于推动我国SP教学事业的发展。SP教指委的成立对我国SP教学未来的发展具有重要意义。

第三节　SP在临床医学教育中应用的优缺点

一、SP在临床医学教育中应用的优点

(1)医学生可以通过SP练习临床技能和医患沟通技巧,而

不必将真实的病人作为练习对象,这样就解决了病人就医的需求与医学教育的需求这两者之间的矛盾。同时,也让医学生更早地接触临床成为可能。

(2)SP可以根据教学或考试的需求,扮演各病种的病人,这样就解决了真实病人来源不足和病种不足的问题。

(3)通过SP可以训练医学生的医患沟通能力,提高医学生的人文素质。

(4)SP能依照教学计划的要求参与教学,并在医学生问诊或体格检查的过程中,对其存在的问题及时给予反馈和纠正;也可将学生存在的问题反馈给授课老师,以利于老师改进教学方法,提高教学效果。这些都是比使用真实病人更有优势的地方。

(5)在临床技能考试中应用SP可以统一评估标准,提高考试的准确性、可比性、可靠性、客观性和公正性。

(6)相较于真实病人,SP可以反复使用,并较少受时间和空间的限制。

二、SP在临床医学教育中应用的缺点

(1)SP只能模拟病人症状的主观部分,难以模拟客观部分。

(2)SP没有真实的体征,许多异常或阳性体征只能在真实病人身上看到。

(3)在SP身上不能进行损伤性操作。

(4)应用SP要投入大量的资金(如培训费、管理费、SP报酬等),因而成本较高。

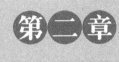

第二章

SP的招聘

第一节　做SP需具备的条件和能力

SP发展至今已有50余年,国外目前已经有职业SP和SP培训师。我国SP从起步到现在仅有26年,目前的SP仍然以兼职或志愿者为主,多数来自于社会招聘,部分由医学院或医院内部的学生或医护人员等临时扮演。

做SP需具备的条件和能力具体如下。

(1) SP可以来自各行各业,可以是工人、农民、干部、个体户、教师、演员、在校学生和退休人员等,只要热爱医学教育事业、有爱心、有责任心、有奉献精神,都可以成为SP。

(2) SP可以是身体健康的人,也可以是曾患过某些疾病但已经痊愈的人,或者是现在仍患有某些慢性、非传染性疾病(如高血压、糖尿病、胃炎等),但目前病情稳定,且能胜任SP工作的人。如果患有传染性疾病,如传染性肝炎、肺结核等,则不适合做SP。

(3) SP需要有很好的表演能力、良好的沟通能力和不断学习的能力等。

(4) SP需要有很好的记忆力。因为SP不仅要扮演好病人的角色,还要给医学生进行评估、打分及反馈指导,所以SP需要熟记病例资料、体格检查内容、学生在问诊和体格检查过程中对内容的完成情况及对技巧的运用情况等。因此,记忆力不好者难以胜任SP工作。

(5) SP需要有奉献精神和忍耐力。SP的工作主要是参与医学生或考生问诊和体格检查的练习或考试。在体格检查过程中，SP需要暴露胸部、腹部等身体部位（一般不会暴露会阴部、生殖器或肛门等私密部位）。SP要在半天或一天的时间里反复为数名，甚至一二十名医学生（或考生）扮演病人，有时需忍受各种不适感（如检查者的手比较凉，或检查者检查时手较用力，导致SP轻微疼痛等）。因而，对于SP，尤其是女性SP来说，需要有奉献精神和忍耐力。

（6）SP需要有相对空余或能自由调配的时间，因为医学生的上课时间或考生的考试时间是确定的，不能随意更改。当然，负责管理SP的老师会在上课或考试前提前通知SP，并做好SP的培训工作。另外，参加SP工作必须守时，不允许迟到、早退，以免影响教学或考试。

（7）SP的性别和年龄一般是不限制的，只要能胜任工作者皆可。实际工作中，SP的年龄大多在20～60岁。

（8）SP的学历一般要求大专以上，个别的可以是高中文化程度。因为SP不但要在工作中扮演好病人，还要承担部分老师的职责，给学生评估、反馈和指导。

（9）SP必须会讲普通话。

第二节　招聘SP的步骤

一、发布招聘广告

招聘SP可以通过各种途径,如在报纸、网络上刊登广告(见图2-2-1),也可以通过同事、亲戚、朋友或已有的SP等介绍和推荐。

××医学院招聘标准化病人

××医学院因临床技能教学需要,**特向校内外公开招聘标准化病人若干名,**按实际工作时间付报酬。**招聘条件:** 1. 对医学知识感兴趣,愿意为医学教育和医学人才的培养贡献自己的一份力量,不要求具有医学教育背景。2. 身体健康,能够扮演病人及指导学生。3. 需具有大专以上学历,年龄20～55岁,男女不限。4. 会讲普通话。5. 能服从医学院教学工作安排（只需兼职）。**报名和咨询电话:** ××××××××× , ××老师。**截止日期:** ××××年××月××日。

图2-2-1 SP招聘广告

二、报名

安排专门的工作人员接受报名,并初步评估报名者是否符合SP的基本任职条件(见表2-2-1)。对符合者,确认其报名成功。

表2-2-1　标准化病人招聘报名表

姓名：	性别：男　女	年龄：　　岁	出生日期：　　年　月　日
身高：　　厘米	体重：　　公斤		体型：　偏胖　中等　偏瘦
民族：	婚姻状况：　已婚　未婚		是否已经生育（女）：　是　否
目前正在从事的工作：　　　　　　　　　　　　或：　在家　待业			
是否属于退休人员：　是　否			
以往曾经做过哪些工作：			
做标准化病人的时间是否充裕：　很充裕　只要提前通知，即可安排			
现在住址：			
联系电话：			
文化程度：			
毕业学校和专业：			
英语水平：　不好　能熟练应用英语			
是否会说普通话：　会　不太标准　不会			
目前身体健康状况：　健康　有慢性病但稳定（疾病名称：　　　　　　）			
手术经历或身上瘢痕：　无　有（手术名称：　　　　，瘢痕部位：　　　）			
别人触摸你身体时会怕痒吗？　　不怕痒　有一点怕痒　很怕痒			
有考生、考官等在场做体格检查时（相对封闭环境，如在一个房间里等，一般不会在大庭广众之下），对暴露胸部、腹部等会有顾虑吗？　　不会　会			
平时是否抽烟：　不抽　偶尔　较多（每天＿＿＿支）			
平时是否喝酒：　不喝　偶尔　较多（哪类酒：＿＿＿＿＿＿＿，每天＿＿两或＿＿瓶）			
平时感觉记忆力怎么样？　很好　一般　不好			
你觉得你的表演能力如何？　很好　一般　不好			
你觉得你的性格是内向还是外向？　比较内向　中等　比较外向			
你觉得你与人沟通的能力如何？　很好　中等　不太好			
你为什么要来报名做标准化病人？想赚钱贴补家用　对医学教育感兴趣　其他：＿＿＿＿＿＿＿			
你的配偶或家人知道你来报名做标准化病人吗？知道　不知道且要求保密			
我声明此表所填写的信息是真实的！　签名：＿＿＿＿＿＿＿日期：＿＿＿＿＿＿			

三、面试

组织专家对报名成功的人员进行面试,分别从动机、表演能力、语言表达能力等方面进行考核。对考核合格者,安排培训。

四、培训和考核

对面试通过的人员,给予 SP 入门培训(介绍 SP 工作性质、内容、纪律、报酬等)、病史采集或体格检查内容和技巧培训、表演培训、评估培训及反馈培训等。培训结束后再组织专家对其进行考核,考核要素见表2-2-2。

表2-2-2 标准化病人考核表

SP 姓名:_____ 考官姓名:_____ 日期:_____

考核要素	观察内容	得分(每项5分,总分100分)
礼仪、风度	衣着是否整齐、得体	
	行为举止是否稳重、大方	
	讲话是否文雅、礼貌	
动机、愿望	对 SP 的作用是否了解	
	对 SP 的工作待遇是否了解	
	对 SP 的工作方式及内容是否了解	
纪律、态度	时间观念是否很强,有无迟到或早退	
	工作时有无看手机或接打电话	
	准备是否充分(包括资料、个人卫生、装扮等)	
	是否关注教学	
性格、情绪	有无不良的性格(如过分狂妄或过分自卑等)	
	情绪变化是否恰当	
	工作时是否紧张、拘束	

续表

考核要素	观察内容	得分(每项5分,总分100分)
语言表达	语言表达是否清晰流畅、合乎逻辑	
	引用事例、遣词是否恰当、准确	
	说话时的语气、表情、肢体语言是否恰当	
表　演	表演时是否认真、专心	
	表演是否恰当,有无真实感	
记忆力	病例资料或体检项目是否背熟、记牢	
	评估和反馈是否完整、准确	
总　分		
总体印象:		

五、颁发培训合格证书或聘用证书

对经过培训且考核合格的人员,颁发培训合格证书或聘用证书(见图2-2-2)。

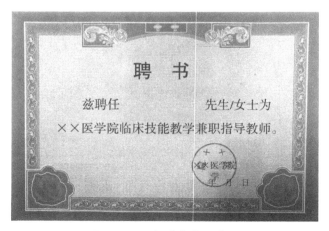

聘　书

兹聘任　　　　　先生/女士为
××医学院临床技能教学兼职指导教师。

××医学院
年　月　日

图2-2-2　标准化病人聘书

六、签订聘用协议

对决定聘用的 SP, 每年或每两年签订一次聘用协议(详见第六章第一节"标准化病人管理的目的")。

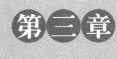

第二章

SP的培训

第一节　SP 培训的目标、内容和方式

每位通过面试的新 SP 都需要接受一系列系统化、标准化的培训,才有可能成为一名可应用于临床技能教学和考试的 SP。

一、SP 培训的目标

(1) SP 能够准确地陈述病史。

(2) SP 能够逼真地扮演病人。

(3) 在教学或考试过程中,SP 能够对所有学生或考生都重复模拟同一病情。

(4) SP 能够对学生或考生进行正确的评估和反馈。

二、SP 培训的内容

(1) 入门培训:让 SP 了解其工作的性质、内容、纪律和报酬等。

(2) 问诊和体格检查知识培训:让 SP 掌握问诊和体格检查的内容及技巧。

(3) 表演培训:让 SP 扮演好病人的角色。

(4) 评估培训:让 SP 做好评估者的角色。

(5) 反馈培训:让 SP 做好教师的角色。

三、SP培训的方式

（1）集中培训和个别培训。如果每个SP的培训内容是一样的,可以采取集中培训的形式;如果每个SP的培训内容是不一样的,则采取个别培训的形式。

（2）观看视频和实际演练。

（3）边工作边培训。即在SP实际工作中发现其存在的问题,培训老师或管理者及时给予指导,帮助其改进。

（4）SP经验交流。比如建微信群、组织集体活动进行交流,或请优秀的SP撰写工作经验、总结,供大家参考、学习等。

（5）参加国内外学术交流。组织SP参加国内外有关SP的学术活动,或组织不同单位的SP一起交流等。

第二节　入门培训

一、介绍SP概况

大多数刚通过面试的新SP并不了解SP的工作内容和工作意义。因此,必须首先向他们介绍"什么是SP?""为什么需要SP?""SP的工作内容是什么?""做SP有什么好处?""做SP对身体有伤害吗?""做SP需要注意什么?"等。经过这些介绍,一方面可以让新SP全方位了解SP的相关知识;另一方面也可让新SP再次考虑,是否还要继续参加接下来的培训。

二、培训问诊和体格检查的内容及技巧

SP 主要参与问诊和体格检查的教学及考核,因此应该向 SP 详细介绍问诊和体格检查的有关知识,让 SP 了解"什么是问诊和体格检查?""问诊和体格检查的内容有哪些?""问诊和体格检查的技巧有哪些?""在问诊和体格检查的过程中,SP 应该做什么,不应该做什么?""为什么要给医学生进行反馈和指导,怎样进行反馈和指导?"等。

三、对新SP进行考核

经过上述培训,新 SP 对自己的工作职责已经非常清楚,但其能否胜任 SP 工作、能否成为一名合格的 SP,还需经 SP 管理人员的考核。对于考核合格者,学校给其发放标准化病人培训合格证,或者与其签订标准化病人聘任协议。

第三节　问诊和体格检查知识培训

一、 问诊培训

(一)问诊的概念

问诊,是医生通过对病人或陪诊者的询问,了解病人所患疾

病的起始、发展、现在的症状及其他与疾病有关的情况和诊治经过等,以诊察疾病的方法。

问诊是非常重要的临床技能,恰当而准确的问诊对病人的诊治极其重要。病史资料收集的完整性和准确性对疾病的诊断和治疗有很大影响。询问者(即医生)与病人间关系和谐,病人就会愿意提供病史,并配合检查和治疗。如果询问者的语言、态度、仪表、举止等不恰当,可能会导致病人不愿意配合,从而使病史资料收集不完整、不准确,还可能导致病人因不信任询问者而隐瞒病史,最终可能影响疾病的诊断(如造成误诊或漏诊)、治疗方案的制订和病人的预后,还可能影响询问者自己的形象和医院的声誉。

在教学和考试过程中,我们模拟医院的就诊环境,SP扮演病人,医学生或考生扮演医生,对SP进行问诊。

(二) 问诊的内容

问诊的内容是指询问者(即医生)能从交谈中获得病人有关疾病的全部资料,包括病人的一般情况、主诉、现病史、既往史、系统回顾、个人史、家族史等(见表3-3-1)。关于个人史,成人和儿童有明显的不同,成人包括社会经历、职业和工作条件、习惯、嗜好、婚育史、月经史等内容;儿童则包括出生史、喂养史、生长发育史、预防接种、生活史等内容。

表3-3-1 问诊的内容

项　目	内　容
一般情况	包括病人的姓名、性别、年龄、民族、职业、住址、联系方式,是否有医保等
主诉	促使病人就医的主要症状或体征,以及持续时间
现病史	记述疾病的发生、发展、演变和诊治经过,是病史的主体。主要有以下内容: 1. 起病情况(缓急)与患病的时间。 2. 病因及诱因:引起疾病可能的原因或诱发因素。 3. 主要症状特点:包括患病部位、性质、时间、程度、加重与缓解因素等。 4. 病情发展与演变:主要症状的变化,新症状的出现。 5. 伴随症状:次要的症状。 6. 阴性症状:未出现的症状。 7. 诊治经过:何时去何地就诊过,医生考虑什么病,做过哪些检查,治疗措施及其疗效等。 8. 病后一般情况变化:精神状态、睡眠、食欲、大小便、体重等情况
既往史	主要有以下内容: 1. 过去的健康状况。 2. 曾患过哪些疾病(包括传染病、地方病等)。 3. 外伤、手术史。 4. 预防接种史(儿科可归到个人史中)。 5. 过敏史:食物、药物、环境因素等过敏史
系统回顾	目的是防止问诊过程中病人忽略或遗漏了某些症状或未曾诊断的疾病。现病史或既往史中已提及的内容不需要再询问。系统回顾时可以按以下顺序进行询问:①一般情况;②皮肤;③造血系统;④头部;⑤眼;⑥耳;⑦鼻;⑧口腔;⑨咽和喉;⑩乳房;⑪呼吸系统;⑫心血管系统;⑬消化系统;⑭泌尿系统;⑮生殖系统;⑯骨骼、肌肉、关节;⑰神经系统;⑱精神状态

续表

项　目	内　容
个人史	成人： 1. 个人生活情况，包括：①社会经历，包括出生地、曾到过的地区及居留时间、受教育情况、经济状况、居住条件等。②职业和工作条件。③习惯与嗜好。④性生活史或冶游史。 2. 婚姻史：未婚或已婚，结婚年龄，配偶健康状况、性生活情况、夫妻关系等。 3. 生育史：①女性：妊娠与生育次数，人工或自然流产次数，有无死产、手术产、围产期感染、计划生育情况（即避孕措施）等。②男性：有无患过影响生育的疾病。 4. 月经史：包括月经初潮的年龄、月经周期和经期天数、经血的量和颜色、有无痛经、末次月经日期或绝经年龄、白带情况等。 儿童： 询问时根据儿童不同年龄及不同疾病有所侧重。生活史一般不单独列出。 1. 出生史：包括胎次和胎龄、分娩方式及过程、出生时有无窒息抢救史、出生体重等。对有先天性畸形、神经系统症状或智力障碍等病症的患儿，应详细询问其母亲孕期的健康和用药史。 2. 喂养史：对婴幼儿要询问喂养方式、乳品种类和量、辅食添加情况等。年长儿要询问食欲、饮食习惯、有无偏食等。 3. 生长发育史：包括体格和智力发育两部分。体格发育着重了解何时会抬头、独坐、会走，前囟门闭合及出牙时间等。智力发育着重了解何时会笑、叫人和说话等，年长儿还应了解学习成绩、性格、与家人和同学相处关系等。 4. 预防接种史：曾接种过的疫苗种类、时间和次数，有无不良反应等。 5. 生活史：患儿的居住条件、生活是否规律、睡眠情况及个人卫生习惯、是否经常进行户外活动、家庭周围环境、有无饲养宠物等
家族史	包括父母、兄弟姐妹、子女等的健康状况，家族中（父母双方亲属中）有无类似的疾病、家族性和遗传性疾病等。对于儿童病人，还应询问其母亲历次妊娠及分娩情况

（三）问诊的技巧

问诊技巧与获取病人病史资料的数量(全面性)和质量(准确性)密切相关。因此,问诊技巧运用得好坏,将直接影响诊断的确立、治疗方案的制订及病人的依从性。问诊技巧包括开始语的使用、问诊的组织安排和时间顺序、过渡语言的使用、避免使用医学术语、问题类型、归纳小结、引证核实、问诊进度的把控、重复提问、仪表和举止、赞扬与鼓励、关注医疗费用、关心病人的期望和鼓励病人提问、核对病人的理解程度、承认自己诊疗经验存在不足、结束语共16项技巧。

1. 开始语

问诊开始时,医生应该向病人做自我介绍,并与病人进行简短的交流,以缓解病人的紧张情绪。

由于对医疗环境的生疏和对疾病的恐惧,病人就诊前常有紧张情绪。医生问诊时应主动创造一种宽松、和谐的氛围以解除病人的不安情绪。开始语一般从礼节性的交谈开始,可先进行自我介绍,讲明自己的职责,如"我是×××医生,是你的主管医生"或"我是实习医生,我叫×××。×××主任是我的老师,他现在正在处理另一位病人,他让我先来了解一下你的病情,然后向他汇报,等会儿他会过来看你的"等。

在问诊过程中,医生使用恰当的语言及肢体语言,表达自己愿意为解除病人的病痛及满足他的需求而尽自己所能,这样的举措有助于建立良好的医患关系,尽快拉近医患之间的距离,改善互不了解的生疏局面,使问诊能顺利地进行下去。比如,医生可以与病人握一下手,或拍拍病人的肩膀等;也可以说"请坐,不必紧张,你有什么不舒服都告诉我,我一定会仔细给你看病的";或看到病人腹痛很剧烈时,医生可以说"你肚子痛得很厉害,先躺到床上来吧";或知道病人是从很远的地方来看病时,医生可以说"你来我们医院看病很不容易啊,早上很早就出门了吧? 你放心,我一定会尽我所能帮助你的"等。

评分标准:

5分:问诊开始时,医生有自我介绍,也有与病人进行简短的交流。

3分:问诊开始时,医生没有自我介绍,但与病人有简短的交流;或者医生有自我介绍,但没有与病人简短交流。

1分:问诊开始时,医生既没有自我介绍,也没有与病人简短交流。

2. 组织安排和时间顺序

医生在问诊时应系统地询问病史,有序地询问疾病发展过程。

组织安排就是在整个问诊过程中,医生能够按照"一般情况、主诉、现病史、既往史、个人史、婚育史、月经史、家族史"等有序地询问,这样会使问诊思路清晰有序,不会遗漏重要的内容。

时间顺序指现病史中症状或体征出现的先后次序。医生应问清症状开始的确切时间,跟踪症状自首发至目前的演变过程。根据时间顺序,追溯症状的演进过程,可避免遗漏重要的信息。例如,有时环境的变化或药物的使用可能是引起病情减轻或加重的因素,仔细按时间线索询问病情,可使医生更有效地获取这些信息。建议用以下方式提问,如"……以后怎么样? 然后又……",这样可以在核实所获取的信息的同时,了解到事件发展的先后顺序。如果病人有几个症状同时出现,则有必要确定其出现的先后顺序。

评分标准:

5分:问诊思路清晰,能够按项目序列系统地询问病史,有序地询问疾病发展过程。

3分:问诊思路略有混乱,大部分内容是按顺序询问的,但有些内容没有按顺序。

1分:问诊思路很混乱,不能按项目序列系统地询问病史,不能有序地询问疾病发展过程。

3. 过渡语言

在问诊的两个项目之间,医生要使用过渡语言。过渡语言的作用是向病人说明为什么要询问下面的问题,使病人不会对医生接下来问诊的内容感到困惑。例如,当医生问完现病史,要问病人既往史时,可以跟病人说:"你今天要看的这个病,我已经清楚了。接下来,我想问一下你过去的健康情况和曾经患过的疾病的情况,以便了解过去的疾病和你目前的疾病有没有关系,也便于制订你的治疗方案。"

问完既往史,要问系统回顾时,医生可以说:"我已经问了你许多问题,现在我想问问你全身各个系统的情况,以免遗漏一些问题,这对我了解你的整体健康状况非常重要。"

问完系统回顾,要问个人史时,医生可以说:"我已经了解你目前的病情和过去的健康情况了。接下来,我想了解一下你的个人生活、工作以及婚育方面的情况,因为这些情况可能与你目前疾病的发生有关联。还有,我给你开药时可能需要考虑这些因素,所以希望你能如实回答我的问题。请放心,我一定会保护你的隐私。"

问完个人史,要问家族史时,医生可以说:"接下来,我还想了解一下你的家族史。因为有些疾病在有血缘关系的亲属中有遗传倾向,还有一些疾病可能会在家族成员之间传播,也希望你能如实告诉我。"

评分标准:

5分:问诊完一个项目,要转向另一个项目时,例如在问完现病史,要问既往史时;或问完既往史,要问个人史时;或问完个人史,要问家族史时等,均使用了过渡语言。

3分:问诊完一个项目,要转向另一个项目时,有时候有过渡语言,有时候没有。

1分:问诊完一个项目,要转向另一个项目时,均没有过渡语言。

4. 避免使用医学术语

术语指外行难懂的专业性用语或隐语。医生在与病人交谈时,应该尽量避免使用普通人难以听懂的医学术语,而应该使用通俗易懂的语言。有些医生自认为某些医学术语病人应该能听懂,但其实很多病人是不懂的;也有医生常常因为病人能使用一两个医学术语就认为病人有较高的知识水平或懂一些医学知识。例如,有的病人因耳朵患病而熟悉"中耳炎"这个医学术语,但他对于"心悸"等其他医学术语就不了解了。如果医生因病人在谈话过程中使用了诸如"中耳炎"这样的医学术语,就认为用医学术语向病人提问不成问题,就可能造成病人对医生的问题一知半解而作出错误的回答。因此,在与病人交流过程中,医生尽量不要使用医学术语。如果不小心使用了医学术语,则尽量及时向病人作适当的解释,如"刚才说的湿性咳嗽,就是指咳嗽时有痰"

"心悸就是感觉心慌、心跳""尿频就是排尿次数增多""过敏就是用了某种药物、吃了某种食物或接触了某种东西后皮肤发痒、发疹子或身体不舒服"等。

评分标准：

5分：几乎没有使用医学术语，语言通俗易懂，适合于病人的文化程度。如果使用了医学术语，立即向病人作了解释。

3分：使用了少量医学术语，且没有作解释。

1分：多次使用医学术语，又不作解释。

5. 问题类型

医生问诊时，应该多用一般问题（又称为开放性问题），少用特殊问题（又称为封闭性问题），不用诱导性、责难性、连续性提问。

一般问题，常用于问诊的开始，也就是在询问主诉、现病史、既往史、个人史、家族史等每个项目开始时使用，让病人自己叙述他的病情。只有这样，才能获得既全面又准确的病情资料。一般问题，如"你哪里不舒服？""你今天来主要是想看什么病？""除了发热，你还有哪些不舒服？""你过去身体状况怎么样？""你过去得过什么病？""你父母、兄弟、姐妹身体情况怎么样？""你的亲属中有没有患先天性或遗传性疾病的？""你亲属中有没有两个或两个以上的人患同一种病的？"等。待病人叙述完了，医生再有重点地追问一些具体问题，即使用特殊问题来确定某些具体细节。

特殊问题，也就是直接提问，用于收集一些特定的细节。特殊问题用于两个方面：①病人在叙述过程中没有说到的细节、症状或疾病。可以进行如下提问："咳出的痰是什么颜色？""痰中有血吗?""体温最高时是多少度?""肚子痛得厉害吗? 能忍受吗?""呕吐物有没有酸臭味?""有没有喉咙痛?""你有糖尿病吗?"等。②病人已经说到过,但这些细节、症状或疾病对诊断、鉴别诊断或治疗方案的确定非常重要,医生需要再次确认。可以进行如下提问:"你确定血液是在大便外面的,没有和大便混合在一起,对吗?""这几天都没有咳嗽,是不是?""你身体一直很好,从没发现过心脏有问题,对吗?"等。

为了获得全面而准确的病情资料,医生必须遵循从一般问题到特殊问题的提问进程。开始提问时,一定要避免用直接或选择性问题,这样会限制病人交流信息的范围,使获取必要的资料变得困难、费时,并且还可能会导致误诊、漏诊。比如,今天病人来看病的主要原因是高热5天,但除高热外,病人还伴有肚子不舒服。病人当时的表现可能是手捂着肚子,像肚子痛的样子。医生在问诊开始时,如果问:"你今天哪里不舒服?",病人会回答:"我已经发高烧5天了,发烧时还有发冷,肚子也有点不舒服,在我们当地医院已经挂了4天盐水了,体温总是不退"。这样,医生自然会围绕高热的问题来详细了解病人的病情,进行诊断和鉴别诊断。医生如果一开始的提问是:"你今天是肚子痛吗?",病人回答:"不是,肚子有点不舒服",医生接着可能就会围绕"腹部不适"来了解病情,询问了很多问题,最后可能还是不能全面而准确地了解病人的病情,因而导致误诊、漏诊。

另外,不正确的提问,如诱导性提问、责难性提问、连续性提问等,可能会导致得到错误的信息或遗漏有关信息,应该予以避免。

诱导性提问,是一种能为病人提供带倾向性特定答案的提问方式,问题的措辞已暗示了理想的答案。这种提问应该避免,因为病人易于默认医生的诱问,而不会轻易给予否定,如"你的左胸痛放射至左手指尖,对吗?""用这种药物后病情好多了吧?"等,病人可能会回答"好像对的""好像好一点",而事实可能是"左胸痛并没有放射至左手指尖""用这种药物后病情并没有好转"。

责难性提问常使病人产生防御心理,也不宜使用。如"你为什么不早点来,而拖了这么久才来看病?""你怎么会吃那种不卫生的食物呢?"等。

连续性提问,是指提出一系列问题,不容许病人分别回答每一个问题。这样可能会使病人对要回答的问题混淆不清,最后可能只回答其中的一个小问题,而忽略其余的问题。如"饭后痛得怎么样? 和饭前不同吗? 是隐痛,还是绞痛?""你有没有发热、咳嗽、呕吐、腹泻、头痛、胸闷等情况?""你家族中有哪个患过癌症、糖尿病、心脏病或高血压?"等。

评分标准:

5分:每一部分开始时,都用一般问题提问,随后再用特殊问题深入细问。没有使用诱导性提问、责难性提问或连续性提问。

3分:不是每一部分开始都用一般问题提问,或用了少量诱导性、责难性或连续性提问。

1分:每一部分开始时,几乎没有用一般问题,而是都用特殊问题提问,或常用责难性、连续性、诱导性提问。

6. 归纳小结

在每一主要项目询问结束时,要进行归纳小结。通过归纳小结,一方面可以让病人知道医生是否已经全面、准确地了解了自己的病史,如果在归纳小结中有内容遗漏或医生说的不准确,病人可以给予补充或纠正,这样可以使病史资料收集得更全面、更准确;另一方面,也可以让病人知道医生已经对自己的病情很了解了,病人就会相信医生所作出的诊断,也会更加配合医生的治疗。

对现病史的归纳小结是最重要的,因此医生必须在现病史问诊结束后认真、详细地进行归纳小结。如"你已经告诉我,你淋雨后发烧、咳嗽已经一周,每天体温最高达到39℃,有寒战;咳嗽为阵发性,单声或连续数声,且有白色黏痰,但量不多。3天前开始出现右侧胸痛,咳嗽时明显。近2天来咳嗽时痰中带血丝,为鲜红色,量不多。没有胸闷、气急、心慌、呕吐、腹泻等。自觉乏力,胃口不好。你已经在当地医院住院5天,每天挂盐水,具体用药不详。因为治疗效果不好,且病情有所加重,所以今天到我们医院来看病。对吗?"

对现病史以外的其他项目归纳时,可以简单一些,只说重要的、有问题或有异常的内容。如对既往史,可总结为:"你过去身体不错,只是偶尔感冒,没有发现过敏情况。"

评分标准:

5分:在每一主要项目询问结束时(如现病史、既往史、个人史、家族史等)能归纳小结已获得的信息,力求核实和阐明所获得的信息,并确保没有遗漏重要的内容。

3分:有的项目询问结束时,作了归纳小结,但有的项目没有。

1分:所有项目询问结束时,都没有归纳小结。

7. 引证核实

为了收集到尽可能准确的病史,医生应引证核实病人提供的一些信息。如病人使用了医学术语,应该核实病人说得是否准确;病人提供了特定的诊断和用药,就应问明诊断是如何作出的(包括什么时候去哪家医院做了哪些检查等);用药的详细情况(包括药物的名称、剂量、用法、疗效等);对饮酒史、吸烟史、过敏史等,医生应该详细地了解清楚。具体举例如下。

例1 病人:"我常有心悸。"

医生:"请你确切地描述一下是怎样的感受。"

例2 病人:"我父母都有消化性溃疡。"

医生:"他们是怎么知道得了消化性溃疡的?",或"他们在哪家医院做了什么检查后发现有消化性溃疡的?",或"他们是否做过治疗? 服用过什么药物?"等。

例3 病人:"我对青霉素过敏。"

医生:"你是怎么知道你对青霉素过敏的? 过去你用青霉素时出现过哪些反应?"

例4 病人:"我平时喝酒的。"

医生:"你平时喝什么酒? 每天喝多少? 喝了几年了?"

例5 病人:"我平时抽烟的。"

医生:"你每天抽几支? 抽了几年了?"

评分标准:

5分:对病人提供的信息总是能详细地进行核实。

3分:对病人提供的信息只核实了一部分。

1分:对病人提供的信息全部没有进一步核实。

8. 问诊进度

为了使问诊进展顺利,医生应注意聆听,不要轻易打断病人的讲话,让其有足够的时间回答问题。有时可以允许病人有必要的停顿(如在病人回顾思索时)。交谈过程中,医生有意地沉默也许会令病人不安,但也可鼓励病人讲出更多的相关信息,或者使病人道出敏感的问题。如果没有这种沉默,病人则可能会对一些信息省略不谈。如果病人的言行表现出需要冷静深思某些问题,此时医生短暂的停顿是有益的。沉默犹如一把利剑,其利弊全仗如何使用。在谈话过程中,医生如果发现病人出现较长的停顿,可通过总结归纳已获得的病史来掌控问诊的进度,也可以提出一些开放性问题,如"你能告诉我,你通常是怎样度过一天的吗?"

如果病人不停地谈论许多与病史无关的话题,医生则可客气地把病人引导到病史线索上来,如"你的那些问题我都理解,现在请再谈谈你当时腹痛的情况吧"。

评分标准:

5分:关心病人的反应,聆听病人的全部叙述和回答问题,不轻易打断,也不出现难堪的停顿。必要时,保持沉默,让病人思索,以作出系统的回答。

3分:问诊顺利,偶尔打断病人的叙述,或有难堪的停顿,使流畅的交谈中断。

1分:经常打断病人,使病人无法圆满地叙述和回答问题,或常有难堪的停顿,使流畅的交谈中断。

9. 重复提问

有时为了核实病史资料,医生需要就同样的问题多问病人几次,重申要点。例如,"你已经告诉我,你大便全是血,这是非常重要的病情,请你再详细地跟我讲一下你大便的情况。"但无计划地重复提问,可能会挫伤和谐的医患关系,使医生失去病人的信任。例如,在收集现病史时,病人已经说过他的一个姐姐和两个兄弟也有类似的头痛,如果再问病人是否有兄弟姐妹,则表明医生未注意倾听,心不在焉。

恰当使用问诊技巧可减少不必要的重复提问,如及时归纳总结有助于减少重复提问,有时用反问及解释等技巧,也可避免不必要的重复提问。

评分标准:

5分:没有重复提问,或为了阐明或总结,偶尔重复提问或追问病人先前已提供的信息。

3分:有一些重复提问,但重复提问并非为了阐明或总结,而是由于遗忘了某些信息。

1分:因无法记住已收集到的信息,而频繁重复提问。

10. 仪表和举止

医生仪表端庄、衣着整洁,有助于建立与病人的和谐关系。如果医生衣着怪异或不整洁、头发凌乱、指甲过长等,则会让病人产生不信任感,甚至引起病人的反感。

医生举止友善、谦虚礼貌,会让病人感到舒服,并对医生产生信任感,还可鼓励病人提供更多相关信息,或讲出原想隐瞒的敏感事情。相反,医生态度粗鲁、傲慢,会使病人丧失对医生的信任感。友善的举止包括恰当的视线接触、合适的身体语言(简称体语)、恰当的语音、友善的面部表情、不偏不倚的语言附和等。

医生与病人的视线接触要恰当,过多或过少都不好。换句话说,医生既要注视病人,又要避免凝视或直视病人,以免让病人产生像被审讯一样的感觉。

合适的身体语言表现为:医生在与病人交谈时采取前倾姿势,以注意倾听病人的讲话;适当的时候微笑或赞许地点头示意;

有时也可以拍拍病人的肩膀或手臂,但应避免过分亲密。有些举止则应避免,如脚不停地拍击地板、用笔不停地敲桌子或笔在手中不停地旋转等。

医生问诊时的语音也要恰当,既不能过低,以致病人听不清医生的问话;也不能过高,以免使病人误以为医生在责怪自己。

医生问诊时的面部表情要友善,同时也要表现出医生对病人的病情是关切的,并且也是严肃认真对待的。

医生不偏不倚的语言附和可以鼓励病人继续谈话,如"我明白""接着讲""哦,嗯""请说得更详细些"等,也包括在病人讲完时附和几句。

评分标准:

5分:仪表端庄,衣着整洁,举止友善,谦虚礼貌。

3分:仪表不够端庄,或衣着不够整洁,或有少数举止不太恰当。

1分:仪表凌乱,衣着肮脏,或有一些令人讨厌的举止。

11. 赞扬与鼓励

此项是用以评价医生是否妥善地运用一些赞扬或鼓励的语言,间断地给予病人肯定和鼓励,以促使病人与自己合作,并使病人受到鼓舞而积极提供信息。例如"那你一定很困难"或"那是可以理解的"等对病人的状况表示理解,或给予一些通俗的赞扬语,如"你已经戒烟了?太好了,那一定需要很大的毅力",或者"我很高兴,你能坚持每月做一次乳房自我检查,这对早期发现乳房包块非常重要"。这些表示赞扬或鼓励的语言对增进医生与病人之间的关系大有裨益。

评分标准:

5分:能经常给病人一些赞扬和鼓励。

3分:偶尔能给病人一些赞扬和鼓励。

1分:没有给病人任何赞扬和鼓励。

12. 关注医疗费用

对医疗费用的承受能力,常常会影响病人能否很好地完成医生制订的诊疗计划。因此,在问诊过程中,医生应该了解病人医疗费用的来源(自费还是医保)及家庭的经济承受能力。如果病人有医保,医生应该尽量给病人提供医保范围内的检查措施和治疗药物,以尽量减轻病人的经济负担。

评分标准:

5分:能详细了解病人的医疗费用来源,了解医保的报销比例,以及病人家庭的经济承受能力。

3分:只是询问了一下病人,本次就诊是自费还是医保。

1分:没有关注病人有关医疗费用的任何问题。

13. 关心病人期望,鼓励病人提问

医生应了解病人就诊的期望、就诊的确切目的及要求。医生在问诊过程中让病人有机会提问是非常重要的,因为病人其实常会有一些疑问需要医生解释。如果医生能满足病人的期望,解答病人的疑问,病人就会对本次就诊非常满意,并会认真遵循医嘱,完成诊疗计划,医患关系也会非常融洽;如果医生只是看病,而没有关注病人本身,忽略病人的期望,不给病人任何提问的机会,病人可能会因为没有达到预期目的,或因为很多疑问没有解决,而对本次就诊不满意,并认为医生不负责任,甚至怀疑医生的医嘱。

评分标准：

5分：能充分了解病人本次就诊的目的和要求，耐心解答病人的所有问题。

3分：仅了解了病人本次就诊的部分目的和要求，回答了病人的部分问题。

1分：没有了解病人本次就诊的目的和要求，没有给病人提问的机会。

14. 检查病人的理解程度

许多情况下，被认为依从性差的病人，其实是因为没有理解医生的意思。为防止这种事情的发生，医生可用隐蔽而巧妙的方法检查病人的理解程度，如医生可要求病人复述刚才医生所讲的内容，或让病人示范一下检查方法，或医生提出一种假设的情况，看病人能否做出适当的反应。若病人后续的治疗将是在没有医生直接指导的情况下进行，那么，就诊时病人是否正确理解了医生的指导，就成为后续治疗成功的关键。如果是药物治疗，医生应让病人知道用药的目的、服用方法以及药物对机体的作用等信息。医生在与病人沟通检查结果时也应如此。如果病人没有完全理解医生的意思，或理解有误，医生都应及时纠正。

当医生认为病人可以理解某些医学术语，而在问诊过程中使用了医学术语，但病人其实并不理解该术语的含义时，若病人能及时询问医生该术语的含义，那就没有问题；如果病人不敢或不好意思询问医生该术语的含义，那么病人就有可能依照自己的错误理解而作答，导致医生病史信息采集得不准确或病人对治疗不依从。因此，如果医生在问诊中使用了部分医学术语，应检查病人是否正确理解了此医学术语的含义，确保病人没有误解或疑义。

评分标准：

5分：能应用隐蔽而巧妙的方法有意识地检查病人是否理解，包括对医学术语的理解、检查结果的分析、服药的方法、治疗程序等。

3分：只泛泛地直接询问病人是否理解所谈内容，而不用审慎的方法去验证。

1分：未评定病人的理解程度，也没有及时纠正病人的误解。

15. 承认经验不足

医生应清楚自己的经验是否能够为病人提供足够的信息，当自己不能提供足够的信息或建议，应承认自己在某些方面经验不足。例如，一位内科医生发现病人有心血管疾病而需要将病人转给心血管科专家时，应告知病人自己没有心血管专科诊疗资质和经验，因而需要给其转诊这一客观情况。如果在问诊过程中病人问到自己不懂的问题时，医生应承认自己经验不足，并立即设法为病人寻找答案。

评分标准：

5分：当无法回答病人的问题时，能承认自己经验不足，并立即设法查找答案。

3分：当无法回答病人的问题时，能承认自己经验不足，但只是偶尔为病人查找答案。

1分：当无法回答病人的问题时，为满足病人而捏造答案，从不查找答案。

16. 结束语

在问诊结束时,医生应以结束语表明问诊结束,并交代病人下一步该做什么。如"你的病情我已经了解清楚了,接下来我给你做一下体格检查",或"你的病情我已经了解清楚了,你先去拍个胸片"等。若没有恰当的结束语,病人就可能不知所措。

评分标准:

5分:问诊结束时,以结束语表明问诊结束,并交代病人下一步该做什么。

3分:问诊结束时,以结束语表明问诊结束,没有交代病人下一步该做什么。

1分:问诊结束时,没有结束语,没有交代病人下一步该做什么。

(四) 问诊技能的评估

问诊技能的评估包括对问诊内容的评估和对问诊技巧的评估这两个方面。首先进行问诊内容的评估,然后进行问诊技巧的评估。

1. 对问诊内容的评估

对不同的病人(如成人和儿童)和不同的疾病,问诊内容是不一样的。在问诊结束后,SP可以按预先设计好的评分表,根据学生或考生问诊的实际情况,逐条予以评分。

问诊内容评分表,可以根据实际病例内容和考核要求来设计具体病例的评分表,如表3-3-2;也可以根据问诊项目来设计通用评分表,如表3-3-3和表3-3-4。

表3-3-2 问诊内容评分表

（例：女性，40岁，急性肺炎）

评分项目	序　号	评分要点	分　值	得　分
引　言	1	问诊者自我介绍	2	
	2	简单交谈以减轻病人的紧张情绪	2	
	3	确认病人姓名	2	
主　诉	4	发热、咳嗽5天	2	
现病史	5	诱因：可能是淋雨了	2	
	6	发热：体温越来越高，前两天38℃左右，后来每天都升到39℃以上。有畏寒，无寒战	2	
	7	咳嗽情况：咳嗽越来越多，阵发性，从单声到数声	2	
	8	咳痰情况：开始两天没痰，后来有痰，越来越多。开始为白色泡沫样痰，后来变淡黄色脓痰	2	
	9	伴随症状：感觉全身没力气，不想动	2	
	10	伴随症状：开始两天有鼻塞、流涕、打喷嚏	2	
	11	阴性症状：无胸痛、气急、心悸、呕吐、腹泻、腹痛等	2	
	12	诊治经过：起病次日到附近卫生院就诊，医生说是"感冒"，配了泰诺片（每晚吃2片，白天怕瞌睡没吃）和双黄连口服液（每次1支，每天3次）。服药后，病情无好转	2	
	13	食欲减退，不想吃饭	2	
	14	大小便无异常	2	
	15	睡眠还好	2	
	16	最近体重无明显变化	2	

续表

评分项目	序号	评分要点	分值	得分
既往史	17	平素体健,无高血压、心脏病、糖尿病、肝炎、结核等病史	2	
	18	无外伤、手术史	2	
	19	无食物、药物过敏史	2	
个人史	20	不吸烟,偶尔喝少量酒,近日没有去过外地	2	
婚姻史	21	25岁结婚,丈夫体健,夫妻关系好,无婚外性史	2	
生育史	22	足月平产1子,无流产史,避孕套避孕	2	
月经史	23	13岁初潮,周期30天,经期5天。末次月经是10天前,无痛经史,白带无异常	2	
家族史	24	母亲体健,父亲10年前死于胃癌(做过胃镜,当地医院确诊),1兄1姐体健。否认家族中有类似疾病、遗传病和传染病病人	2	
其他	25	病人关心的问题	2	
总分			50	
评语:				
评分说明: 1. 每条2分,共25条,总分50分。 2. 每条提问完整者,得2分;漏问1条者,扣2分;如果一条中有部分内容漏问,不论内容多少,都扣1分				

表 3-3-3　问诊内容评分表（成人）

评分 项目	评分要点	分　值	得　分
一般 项目 (10分)	问诊者自我介绍（姓名、职务或职责）	2	
	与病人有简短的交流，以缓解病人的紧张情绪	2	
	病人姓名、年龄、职业、民族、住址、联系方式 （每项1分）	6	
主　诉 (4分)	病人本次就诊的主要症状或体征	2	
	持续时间	2	
现病史 (46分)	询问什么时候开始起病	2	
	有无发病诱因	2	
	主要症状或体征的特点	10	
	主要症状或体征的发展和演变过程	10	
	伴随症状（即次要症状）	10	
	阴性症状（即没有出现的症状）	2	
	诊治经过：包括诊治时间及医疗单位、检查措 施、疾病诊断、用药或治疗措施、治疗效果（每 项1分）	5	
	一般状况：精神状态、饮食、睡眠、大小便、体重 变化（每项1分）	5	
既往史 (10分)	平素健康状况(2分)；曾经患过的疾病(2分)； 外伤、手术史(2分)；药物、食物等过敏史(2 分)；疫苗接种史(2分)	10	
个人史 (11分)	社会经历：出生地(1分)；曾到过的地区及居留 　　　　时间(1分)；受教育情况(1分)；经 　　　　济状况(1分)；居住条件(1分)。 职业和工作条件(1分)。 习惯与嗜好：主要指吸烟(2分)、饮酒(2分)等。 性生活史或冶游史(1分)	11	

续表

评分项目	评分要点	分 值	得 分
婚姻史 (3分)	未婚:即得3分。 已婚:结婚年龄(1分);配偶健康状况(1分);夫妻关系(1分)	3	
生育史 (4分)	女性:妊娠与生育次数(1分);人工或自然流产次数(1分);有无死产、手术产(1分);避孕措施等(1分)。 男性:子女情况(2分);有无患过影响生育的疾病(2分)	4	
月经史 (6分)	女性:月经初潮的年龄(1分);月经周期和经期天数(1分);经血的量和颜色(1分);有无痛经(1分);末次月经日期或绝经年龄(1分);白带情况等(1分)。 男性:此项不扣分	6	
家族史 (4分)	两系三代健康状况(父母、兄弟姐妹、子女,有时需要询问两系三代中的堂或表兄弟姐妹)(1分);家族中有无类似病人(1分);家族中有无遗传性疾病病人(1分);家族中有无传染性疾病病人等(1分)	4	
其 他	病人关心的问题	2	
总 分		100	
评 语:			
评分说明: 1. 满分100分。每条评分要点,提问完整者该条目得满分;不完整者,根据完成内容的多少,由SP或考官酌情扣分。 2. 评分项目有整项漏问者,该项得零分			

表3-3-4 问诊内容评分表(儿科)

评分 项目	评分要点	分 值	得 分
一般 项目 (10分)	问诊者自我介绍(姓名、职务或职责)	2	
	与病人的家长有简短的交流,以缓解家长的紧张情绪	2	
	病人的姓名、年龄、与供史者的关系、民族、住址、家长联系方式(每项1分)	6	
主 诉 (4分)	病人本次就诊的主要症状或体征	2	
	持续时间	2	
现病史 (46分)	询问什么时候开始起病	2	
	有无发病诱因	2	
	主要症状或体征的特点	10	
	主要症状或体征的发展和演变过程	10	
	伴随症状(即次要症状)	10	
	阴性症状(即没有出现的症状)	2	
	诊治经过:诊治时间及医疗单位、检查措施、疾病诊断、用药或治疗措施、治疗效果(每项1分)	5	
	一般状况:精神状态、饮食、睡眠、大小便、体重变化(每项1分)	5	
既往史 (10分)	平素健康状况(2分);曾经患过的疾病(2分);外伤、手术史(2分);药物、食物等过敏史(4分)	10	
出生史 (6分)	胎次和胎龄(2分);分娩方式及过程(1分);出生时有无窒息抢救史(2分);出生体重(1分)	6	
喂养史 (6分)	婴幼儿:喂奶种类和奶量(2分);辅食(2分);断奶时间(2分)。 年长儿:断奶时间(2分);食欲情况(2分);有无偏食(2分)	6	

续表

评分项目	评分要点	分 值	得 分
生长发育史 (8分)	婴幼儿:体格发育:何时会抬头、独坐、会走(2分); 　　　　　　　　囟门闭合及出牙时间(2分); 　　　　　　　　身高、体重(2分)。 　　　智力发育:何时会笑、叫人和说话(2分)。 年长儿:体格发育:主要是身高、体重等(4分)。 　　　智力发育:主要是学习成绩等(4分)	8	
预防接种史 (4分)	是否按计划接种(1分);有无漏种(1分);有无计划外接种(1分);接种后有无不良反应(1分)	4	
家族史 (4分)	两系三代健康状况(祖父母、父母、兄弟姐妹,有时需要询问两系三代中的堂或表兄弟姐妹)(1分);家族中有无类似病人(1分);家族中有无遗传性疾病病人(1分);家族中有无传染性疾病病人等(1分)	4	
其　他	病人关心的问题	2	
总　分		100	
评　语:			

评分说明:
1. 满分100分。每条评分要点,提问完整者该条目得满分;不完整者,根据完成内容的多少,由SP或考官酌情扣分。
2. 评分项目有整项漏问者,该项得零分

2. 对问诊技巧的评估

　　对初学问诊的医学生来说,应该了解和掌握所有的问诊技巧。在平常练习中,可以使用表3-3-5进行问诊技巧的评分。

表3-3-5 问诊技巧评分表(练习用)

序 号	评分项目	得 分		
		5分	3分	1分
1	开始语(指问诊开始时医生应向病人作自我介绍,并与病人有简短的交流)			
2	组织安排和时间顺序(指医生能够按项目序列系统地询问病史,有序地询问疾病发展过程)			
3	过渡语言(在问诊的两个项目之间,医生应使用过渡语言)			
4	避免医学术语(问诊时医生应尽量避免使用医学术语,语言要通俗易懂)			
5	问题类型(问诊时医生应多用一般问题,少用特殊问题,不用诱导性、责难性或连续性提问)			
6	归纳小结(在每个部分问诊结束时,应进行归纳小结,让病人知道医生是否已经全面、准确地了解了自己的病史)			
7	引证核实(医生应该对病人提供的一些特定信息,如诊断、用药等进行详细的询问和核实)			
8	问诊进度(问诊时医生不应经常打断病人的叙述,不应常有难堪的停顿)			
9	重复提问(医生要注意倾听病人的叙述,避免不必要的重复提问)			
10	仪表和举止(医生面对病人时要仪表端庄,态度和蔼,举止友善)			
11	赞扬与鼓励(医生应恰当给予病人评价、赞扬和鼓励,促使病人与医生合作)			

续表

序　号	评分项目	得　分		
		5分	3分	1分
12	关注医疗费用(医生要关注病人的医疗费用是自费还是医保,有无经济方面的顾虑)			
13	关心病人期望,鼓励病人提问(医生应了解病人本次就诊有无期望,以及有无问题想问医生)			
14	检查病人的理解程度(对一些重要的医学术语、诊疗措施,医生应该检查病人的理解程度,可以让病人复述等)			
15	承认经验不足(对病人的问题,医生不能不懂装懂,随便应付或乱解释)			
16	结束语(问诊结束时,医生应告诉病人问诊结束,并交代下一步做什么或去哪里)			
总　　分				
评　语:				
评分说明: 每项分值分为5分、3分和1分,在相应的得分处打√,满分80分。评分标准详见本节"问诊的技巧"中各项的评分标准				

　　考试时,由于时间有限,可只对部分重点问诊技巧进行考核。可按表3-3-6或表3-3-7进行评分。

表3-3-6 问诊技巧评分表(一)(考试用)

序 号	评分项目	得 分		
		5分	3分	1分
1	系统性(指问诊思路清晰,能按问诊项目序列和内容系统地询问病史)			
2	开始和结束(指问诊开始时有作自我介绍,并与病人有简短的交流;问诊结束时告诉病人下一步要做什么)			
3	问题类型(应该多用一般问题,少用特殊问题,不用诱导性、责难性、连续性提问)			
4	医学术语(应该少用医学术语)			
5	引证核实(应该对病人提供的一些特定信息,如诊断、用药等进行详细的询问和核实)			
6	问诊进度(指不应经常打断病人的叙述,不应常有难堪的停顿)			
7	关心病人期望,鼓励病人提问(指应询问病人有无要求,或需要医生给予解答的问题)			
8	仪表和举止(指问诊者应该仪表整洁、端庄,行为举止友善)			
总 分				
评 语:				

评分说明:
1. 每项分值分为5分、3分和1分,在相应的得分处打√,满分40分。
2. 对于"系统性"的评分:问诊思路清晰,能按问诊项目序列和内容系统地询问病史者,得5分;问诊思路有些混乱,部分内容没有按问诊项目序列询问者,得3分;问诊思路非常混乱,几乎没有按照项目序列提问者,得1分。
3. 对于"开始和结束"的评分:问诊开始时没有作自我介绍者,扣1分;与病人没有简短交流者,扣1分;问诊结束时没有告诉病人下一步做什么者,扣2分。
4. 其他评分条目的具体评分标准详见本节"问诊技巧"中各项的说明

表3-3-7 问诊技巧评分表(二)(考试用)

评分项目	分 值	评分说明	得 分
收集资料的技巧	5	对提问内容的组织安排合理,提问目的明确,重点突出;能按顺序提问,由一般问题开始;提问清楚,能使病人清晰地理解医生的问题;对重要、必须要明确的信息能进行恰当的引证核实;能自如地对病史进行归纳小结	
	3	对提问内容的组织安排尚可;提问时有遗漏,然后再重新追问;部分问题欠清楚;有时用了诱导性提问或暗示性提问(如:你从来没有这种症状,是吗?);未能在恰当的时机对病史进行归纳小结,或小结不完整、不准确	
	1	对提问内容的组织安排不合理;提出的问题不明确,或重复提问;所提问题不清楚,病人难于回答;未能对重要内容进行引证核实	
沟通交流的技巧	5	适当使用鼓励性语言,如"继续讲,我明白"等鼓励病人说出病史,不轻易打断病人,恰当地利用停顿技巧;理解病人提出的问题,并提供足够的信息,对病人的提问能作出令病人满意的答复;语言通俗易懂,避免难懂的医学术语;主动鼓励病人提问,既使自己获得更多的信息,又能确认已获得的信息;体语使用恰当,如适当的视线接触等	
	3	能给病人一些信息,但不清楚病人想要问的问题,或不能清楚地判断病人是否理解自己的意思;谈话中有时使用医学术语而使病人理解有误;有时打断病人,或有较长而尴尬的停顿;不能抓住时机及时鼓励病人提问	
	1	忽视病人的真正需求或对信息的需求;谈话中多次出现医学术语,而使病人难以理解医生的提问;不给病人提问的机会;出现不恰当的体语,如用笔频繁敲击桌面等	

续表

评分项目	分 值	评分说明	得 分
建立融洽 医患关系 的技巧	5	穿着工作服,着装整洁,尊重病人,态度认真;关心、同情病人,使病人感到舒服;建立了良好的医患关系	
	3	工作服不够整洁;不够尊重病人;从言行举止上未能表现出明显的同情心;没有出现责备或厌烦病人的言行;不能时时使病人感到舒适	
	1	衣着不整、脏乱;言行使病人感到不舒服,或有不尊重病人的言行	
总 分	15		
评 语:			
评分说明: 每项分值分为5分、3分和1分,在相应的得分处打√,满分15分			

考试时,由于时间有限,可只对问诊技能中的重点内容进行考核。问诊内容和问诊技巧的评估可以合并在一张评分表上,如表3-3-8。

表3-3-8 病史采集评分表(考试用)

评分项目		评分要点	分 值	得 分
问诊内容 （75分）	引言 (10分)	问诊者作自我介绍	5	
		询问或确认病人的姓名、年龄、职业、住址、联系方式等	5	
	现病史 (45分)	起病情况与时间	5	
		发病诱因	5	
		主要症状及其发展与演变的过程	10	
		伴随症状	10	
		诊治经过(诊治时间和医疗单位、检查措施、疾病诊断、用药或治疗措施、治疗效果)	10	

续表

评分项目		评分要点	分 值	得 分
问诊内容 （75分）	现病史 (45分)	一般状况（精神状态、饮食、睡眠、大小便、体重变化）	5	
	既往史 (10分)	曾患过的疾病；有无手术、外伤史；药物、食物过敏史等	10	
	个人史 (5分)	生活经历、烟酒史、婚育史、月经史等	5	
	家族史 (5分)	两系三代健康状况，家族中有无患类似疾病的病人，或患遗传性、传染性疾病的病人	5	
问诊技巧 （25分）	组织条理清楚		5	
	一般问题、特殊问题使用恰当，无诱导性、责难性或连续性提问		5	
	语言通俗易懂，医学术语少		5	
	态度认真，仪表端庄，举止有礼		5	
	人文关怀贯穿始终（包括鼓励病人提问等）		5	
总 分			100	
评 语：				

评分说明：

1. 问诊内容：每条评分要点，提问完整者得满分；漏问者得零分；提问不完整者，根据完成内容的多少，由SP或考官酌情给分。

2. 问诊技巧：每项技巧评分分为五个等级，做得非常完美为5分，略有欠缺为4分，欠缺稍多为3分，欠缺比较多为2分，没有做到或有明显错误者为1分

（五）专业术语与口语的区分

所谓专业术语，是指特定领域对一些特定事物的统一的业内称谓。口语则是非专业人士对专业领域事物描述所用的语言。

由于绝大多数病人缺乏医学知识，听不懂医学专业术语，因此，医生在问诊或医患沟通过程中，应尽量使用通俗的语言（口

语），不用或少用医学专业术语。SP在表演时也应该尽量使用通俗的语言（口语），不用或少用医学专业术语，否则会显得表演不真实。SP还要培养自己发现或识别医学专业术语的能力。如果学生在问诊过程中使用了医学专业术语，SP不要表现出惊讶、奇怪的眼神和表情，而应通过反问、疑问、停顿或迷惑不解的表情要求其解释（善意提醒）；点评时，告知其需注意避免使用专业术语（善意指点）。

常见医学专业术语与相对应的口语对照表详见表3-3-9。

表3-3-9　医学专业术语与口语对照表

序　号	医学专业术语	口　语
1	心悸	感觉心慌、心跳、心紧等
2	心动过速	心跳快
3	胸闷	感觉心口窝闷、心里发堵、胸口发堵、像胸口有块石头压着、喘不上气等
4	干咳	咳嗽没有痰
5	反酸、嗳气	有酸水或一股气从肚子里上来
6	膈肌痉挛、呃逆	打嗝
7	打鼾	打呼噜
8	腹泻	拉肚子
9	便秘	大便干硬难解或好几天解一次
10	腹痛	肚子痛
11	左上腹痛、右下腹痛等	用手指出腹痛的部位，就说"这里痛"
12	皮疹	出（发）疹子
13	黄疸	皮肤发黄、眼白发黄
14	龋齿	蛀牙
15	蛋白尿	尿中泡泡多

续表

序　号	医学专业术语	口　语
16	血尿	尿色变红、尿中有血
17	全程血尿	整个排尿过程尿中均有血,不只是小便开始或结束时尿中有血
18	尿频	小便次数比平时多
19	尿急	感觉有小便就迫不及待地要解
20	尿痛	解小便时感觉疼痛
21	排尿困难	排尿费力、排尿不畅
22	水肿	脸或脚等肿起来了、小腿或足背一按一个坑
23	发热	发烧、有体温
24	初潮	第一次来月经
25	月经周期	两次月经的间隔时间
26	经期	一次月经持续时间
27	经量	月经血量
28	痛经	月经来的时候有腹痛
29	白带	下身分泌物、短裤上不干净
30	阴道流血	像月经一样出血
31	咽痛	喉咙痛
32	里急后重	肚子痛,急着想解大便,总是感觉大便拉不完,实际上没什么大便可解,即使拉出来也只是水样便或极少量的脓血样大便
33	肛门坠胀感	反复想解大便的感觉,实质上无便可解
34	耳鸣	耳朵里有声响
35	黑便	大便黑色,像柏油一样
36	黏液便	大便里有黏冻状,像鼻涕一样的东西
37	食欲、胃纳	胃口、饭量

续表

序　号	医学专业术语	口　语
38	畏寒	怕冷
39	寒战	感觉冷而全身发抖
40	晕厥	晕过去了,人一下子软掉了且什么也不知道了
41	黑蒙	眼睛突然看不见了,数分钟后又恢复了
42	抽搐	抽筋、四肢不停地抽动
43	大小便失禁	大小便解出来都不知道
44	食物或药物过敏	吃东西或用药后皮肤出现红斑或疹子,或出现其他身体不舒服等
45	遗传病	几代亲属中有患一样或类似的病
46	传染病	会传染的病(如肺结核、肝炎等)
47	呕血	吐血
48	咯血	咳嗽后痰里有血
49	盗汗	睡觉时出汗,醒来时全身都是汗(不是因为天气热或被子盖得太多)
50	端坐呼吸	不能平躺、需要坐起来呼吸
51	乏力	感觉没力气、容易累
52	多饮、多尿	水喝的多,小便也多
53	呼吸困难	感觉空气不足、呼吸费力
54	隐痛	轻微疼痛、隐隐作痛,疼痛时隐时现
55	钝痛	闷闷地痛,疼痛不尖锐
56	锐痛	针刺样、刀割样痛,尖锐的疼痛
57	胀痛	胀鼓鼓的痛、胀胀的痛
58	失眠	睡眠不好,入睡困难、睡眠断断续续不连贯或过早醒来,不能再睡
59	诱因	可能与发病有关的因素
60	缓解	好转、减轻一些

续表

序　号	医学专业术语	口　语
61	放射痛	身体一处疼痛时另一处也出现疼痛（远离病变部位但属于同一个神经分布区）
62	（呕吐）胆汁	（呕吐）黄胆水或黄色的水
63	吞咽困难	吃东西时感觉咽不下去
64	紫癜	皮肤有出血点或出血斑
65	鼻衄	鼻子出血
66	第2胎第1产	这个孩子是第2次怀孕生的（以前流产1个）
67	平产、顺产	这个孩子是自然生的，不是剖腹产的
68	有窒息抢救史或Apgar评分低于8分	这个孩子出生的时候情况不好（如不会哭、皮肤发紫等），是经过抢救以后好起来的
69	添加辅食	除吃母乳或奶粉外，添加如蛋黄、米糊、肉泥、蔬菜、水果等食物
70	预防接种	打预防针

二、体格检查培训

（一）体格检查简介

体格检查是指医生运用自己的感官及借助于传统或简便的检查工具（如体温表、血压计、听诊器、手电筒、叩诊锤、视力表、检眼镜、尺子、压舌板等）来客观地了解和评估病人身体状况的一系列最基本的检查方法。医生通过体格检查再结合病人的病史就可以对许多疾病作出临床诊断。

体格检查的方法有五种，即视诊、触诊、叩诊、听诊和嗅诊。想要熟练地进行全面、有序、重点突出、规范和正确的体格检查，既需要扎实的医学知识，也需要反复的临床实践和丰富的临床经验。医生给病人做体格检查的过程，既是基本技能的训练过程，也是临床经验的积累过程,还是与病人交流、沟通和建立良好医患关系的过程。

(二) 医生在给病人进行体格检查时的注意事项

(1) 应以病人为中心,要关心、体贴病人,要保护病人的隐私,需要在私密的空间进行体格检查。男医生检查女病人时,还要有第三者在场。

(2) 检查时室内要安静、光线适当、温度适宜。医生检查时手法要规范、轻柔,病人被检查部位要暴露充分。

(3) 医生要站在病人的右侧。

(4) 医生在检查病人前要洗手,要注意避免交叉感染。

(5) 检查病人前,应有礼貌地对病人做自我介绍,并说明做体格检查的原因、目的和要求,以便取得病人的密切配合。检查结束时,应对病人的配合与协作表示感谢。

(6) 全身体格检查时应该力求全面、系统,同时应该注意重点突出。

(7) 体格检查要按一定顺序进行,力求建立规范的检查顺序,以避免重复和遗漏,同时也可避免反复翻动病人。通常首先进行生命体征的检查和一般检查,然后按头、颈、胸、腹、脊柱、四肢和神经系统的顺序进行检查;也可根据病人病情轻重或小儿哭闹等因素而调整检查顺序,以利于及时抢救和处理病人,或顺利完成检查。

(8) 在体格检查过程中,应注意左、右两侧及相邻部位等的对照检查。

(三) 体格检查内容的评估

临床上对于不同的病人,体格检查的内容也有差异。对住院病人或健康体检者,应该尽量做比较全面的体格检查;对门诊、急诊病人,因为时间有限,可以根据病情进行重点项目的检查。

体格检查内容的评分表,可以根据教学或考试的不同要求来设计。

(四) 体格检查技巧的评估

体格检查技巧的评估包含很多内容,主要有系统性、规范性、医患沟通、人文关怀等方面。

体格检查的系统性,是指体格检查的内容是否完整,检查是否按项目序列或部位有序完成。

体格检查的规范性,是指检查方法、手法、动作是否规范准确,有无注意双侧或上下对比,是否隔着衣服检查等。

体格检查的医患沟通,包括检查者有无做自我介绍;检查前,有无与病人进行简短交流、告诉病人检查目的等,以缓解病人的紧张情绪及取得病人的理解和配合;使用器械进行检查前,有无向病人解释器械检查的相关内容;检查过程中,有无与病人进行良好的沟通和交流,以观察病人对检查的反应,并了解检查的结果(如病人有无不适、疼痛等);检查后,有无告诉病人检查结果。

体格检查的人文关怀,包括检查者在检查前有没有将自己的手和检查器械先暖热;男医生检查女病人时,有无要求第三者在场(以免引起不必要的纠纷);检查部位暴露得是否适当(暴露过度可能会使病人受凉或暴露隐私,暴露过少则会影响检查结果);检查结束时,有没有协助病人穿好衣服;对危重或行动不便的病人,在其上下检查床时有没有给予帮扶等。

常用体格检查技巧评估表有三种,详见表3-3-10、表3-3-11和表3-3-12。

表3-3-10 全身体格检查评估表

评估项目		评估结果(填空或打√)	
漏做的条目(在条目前打×)		_____条	
检查不规范的条目(在条目前打○或作说明)		_____条	
检查时注意上下、左右部位的对比		有□	欠佳□
叩诊方法	叩诊指法正确,声音清脆、响亮	规范□	有待改进□
触诊方法	手法正确,力量适当	规范□	有待改进□
听诊规范性(心脏、肺部、腹部、血管、甲状腺)	听诊部位准确	准确□	不准确□
	听诊时间足够	足够□	太短□
人文关怀	检查者洗手	有□	没有□
	检查者温暖自己的手和器械	有□	没有□
	避免病人受凉,暴露适当	有□	没有□
人文关怀	保护病人隐私(检查场所的私密性、给异性病人查体时有第三者在场)	有□	没有□
	帮助病人上下床,防止病人摔倒	有□	没有□
医患沟通	自我介绍	有□	没有□
	检查前告知检查目的、内容	有□	没有□
	检查时能够了解病人感受	有□	没有□
	检查后能告知病人检查结果	有□	没有□
检查熟练程度		熟练□	欠熟练□
检查条理性		好□	欠佳□
总体评价	优秀□ 良好□ 不合格□		
评　语:			

表3-3-11　全身体格检查技巧评分表

序　号	评分项目	得　分				
		5分	4分	3分	2分	1分
1	检查者作自我介绍,注意医患关系和与病人的交流					
2	良好的职业态度,关心体贴病人,尊重病人隐私					
3	做器械检查前,先给病人进行解释,取得病人的理解					
4	病人检查部位暴露适当,查完后复原					
5	检查系统、全面,无重复、颠倒或遗漏					
6	检查中时注意上下、左右部位的对比					
7	检查时动作轻柔,不增加病人的痛苦					
8	触诊技巧					
9	叩诊技巧					
10	听诊技巧					
总　分						
评　语:						
评分说明: 每项技巧评分分为五个等级,做得非常完美为5分,略有欠缺为4分,欠缺稍多为3分,欠缺比较多为2分,没有做到或有明显错误为1分。满分50分。在相应的得分处打✓						

表3-3-12 体格检查重点技巧评分表

评分项目	评分说明	得 分
系统性	体格检查内容是否完整;是否按顺序或部位有序完成等	
规范性	检查方法、手法、动作是否规范准确;有无注意双侧或上下部位的对比;是否隔着衣服检查等	
医患沟通	是否作了自我介绍,并与病人有简短的交流;检查前、检查时和检查后是否与病人进行了沟通和交流;使用器械进行检查前,是否给病人作了解释等	
人文关怀	是否做到以下:检查前洗手、给异性病人查体时有第三者在场、病人检查部位的暴露和复原、检查前将自己的手和器械先暖热、对危重或行动不便的病人给予帮扶等	
总 分		
评 语:		
评分说明: 每项最高5分,最低1分,满分20分。在体格检查过程中,只要出现此表中的内容有漏做的,或有明显差错的,发现一处即扣1分,扣到每项只剩1分为止		

(五) 对SP无法模仿的异常体征的处理办法

在体格检查的时候,SP要根据病例要求,尽量模仿自己能够模仿的异常体征,如疼痛、乏力、肌力减退等。对不能模仿的异常体征,有的可以通过化妆来模仿,如皮疹、体表损伤等;有的则可以通过应用电子设备来模仿,如心律失常、肺部啰音等;还有一些目前还无法模仿的体征,如巩膜黄染、腹部肿块等,对于这种情况,在考试的时候,如果考生检查了该项目,SP就直接告诉考生自己有这个异常体征。

第四节　评估和反馈培训

SP 的工作主要是配合学生进行问诊和体格检查的练习及考试。SP 与真实病人的不同之处，就是 SP 了解问诊和体格检查的内容和技巧，知道哪些内容或项目已经问过了或检查过了、问诊技巧运用得好不好、体格检查是否规范等。因此，在问诊和体格检查结束时，SP 就可以对学生进行评估、反馈和指导。也就是说，SP 在扮演病人的同时，也可以将"病人"的切身体会总结归纳，再客观地反馈给学生，以帮助学生了解自身存在的问题，促其进步。

一、问诊的评估和反馈

要做好问诊的评估和反馈工作，SP 应该做到以下几点。

（1）熟记问诊的病例资料，充分了解每项问诊技巧。

（2）在问诊过程中，除了扮演好病人，SP 还要集中注意力，观察学生的一言一行，并牢记在心。有时候，SP 还可以设计一些"陷阱"，以了解学生对问诊技巧的掌握和熟练程度。比如，考核"医学术语""检查病人的理解程度"这些技巧时，当学生用医学术语询问 SP 时，SP 此时可不立即回答，而表现出迟疑的表情，观察学生能否立即用通俗语言进行解释。如果立即进行了解释，说明学生已经意识到"病人"刚才可能没有明白询问的问题；如果学生没有立即进行解释，而一直等"病人"回答，此时 SP 则可故意给予错误的回答。在考试结束后反馈时,SP再告诉学生:"刚才病人没有理解你的问题或理解错误,但又不敢问你,导致给了你一个错误的信息。"

(3)反馈时,为了表明此时SP的评估者身份,SP要用第三人称描述刚才问诊时的状况,称呼自己为"这个病人"。比如,应说"这个病人的病史",而不要说"我的病史"。

二、体格检查的评估和反馈

要做好体格检查的评估和反馈,SP应该做到以下几点。

(1)熟记体格检查的项目、顺序,掌握每个项目规范的检查方法。这些需要SP努力学习,反复实践,才能牢固掌握。不过SP只要学会评估即可,而不需要被训练成为一名医师。

(2)在检查过程中,SP貌似是被动、顺从的"病人",实际上则需要进行主动、积极地思考,要回忆各项检查的技术要点,"挑剔"检查者的错误,记住其错误的手法或遗漏的条目,以便检查结束时能给检查者反馈。SP事先也可以设计一些"陷阱",以观察学生对知识点的掌握情况。比如,要进行腹部检查时,检查者应该站在病人的右侧进行检查,SP可以故意让检查者站在自己的左侧。

(3)SP要能以体格检查纲要和细则为依据,反馈学生在检查过程中遗漏的项目或检查不规范的地方。SP在纠正学生体格检查过程中发生的错误时,以解释技巧、方法为主,对于机制或其他理论性问题可予以回避,或客气地说"这个问题,你可以请教你的老师。"

(4)SP反馈信息应在给予学生充分肯定的同时,对其严格要求。可先问检查者的自我感觉,如"你觉得你今天检查得怎么样?"或先予以充分肯定,如"总的来讲,你做得不错,顺序基本上是正确的",然后再开始评价,如"你在做腹部检查时,没有让病人双膝屈曲以放松腹壁"等。

三、SP在评估和反馈过程中的常见问题

(一) 注重内容,轻视技巧

在评估和反馈过程中,SP常常注重内容和条目有没有遗漏,而对学生的问诊或体格检查技巧不够重视,尤其对医患沟通和人文关怀方面不能给予很好的评估和反馈,而这方面的能力又正好是一个好医生必须具备的。对学生来说,熟悉和掌握问诊和体格检查的技巧,将使他们受益终生,SP应该努力去帮助他们掌握这些技巧,这也是医学院校应用SP的最重要的目的。在评估和反馈中,对内容和条目的遗漏作出评估和反馈是容易的,而对技巧的评估和反馈则相对困难,这就需要SP努力学习和不断实践。

(二) 注重不足,缺乏鼓励

如果在反馈中缺乏鼓励和正面引导,反馈的内容主要集中于学生的缺点和不足,会让学生感到沮丧。若在反馈开始时学生即产生沮丧情绪,就很容易对SP之后的反馈产生抵触情绪,最终使其得不到有效的反馈。

(三) 评分随意,缺乏公平

SP对待所有学生都应客观、公正,避免根据自己主观印象的好差而打分。在反馈时,也要避免与学生争执,与学生意见有分歧时,可以先把问题记录下来,结束后请教带教或管理老师。

四、评语库的准备

新上任的 SP 有时候不知道该如何给学生进行反馈,除了指出一些问题外,就不知道自己该说些什么、该怎么说。因此,为了提升 SP 的反馈效果,同时提高学生对自身存在的问题和不足的接受能力,我们鼓励 SP 在反馈之前收集、准备一些反馈用语的框架或思路。一般建议采用"三明治"式的反馈方法,即先给予学生一些肯定的评价或赞扬,然后再指出其存在的问题和不足,最后给予一些鼓励。具体举例如下。

(1) 对问诊的反馈:你的整个问诊过程还是挺顺利的,你的表现像个好医生,对病人很关心、很体贴,能倾听病人的叙述,能为病人着想。该问的问题基本上都问到了。你还能关注病人的想法和要求,作为病人,肯定会很感激你的。接下来我们一起看看你有没有漏问的内容以及问诊的技巧是不是都做到位了,……对刚才提到的这些问题,以后要注意加强练习,我相信你一定会做得越来越好,将来成为一名好医生。

(2) 对体格检查的反馈:你的整个体检过程很熟练,检查动作和手法也很规范,体检条目你已经背得非常熟,体检顺序基本上与资料里写得相同,系统性不错。你对病人非常体贴、关心,人文关怀做得非常好,检查过程中也能够时刻与病人进行沟通和交流。接下来我们看看评分表,看有没有漏做或做得不规范的条目……这次考试你的成绩挺好的,希望你以后再加强练习,我相信你的体格检查技能会掌握得非常好。

第五节　表演培训

SP在扮演病人的过程中,不仅需要熟记病例资料,按照病例资料准确表述病情,而且还要在形体上进行模拟,即要像演员一样进行表演,使自己看上去像一位真正的病人。对于病人的一些常见表现,SP可以通过观看录像、去医院观摩或请有经验的医务人员示范表演等方式进行学习;有些体征可以通过化妆来表现,如面色苍白、面色潮红等;必要时可使用一些道具,如咳嗽的病人可以戴一个口罩,甲亢病人怕热,可以拿一把扇子或拿纸巾假装擦汗等。对于一些常见症状或体征的表演举例如下。

（1）痛苦面容:通过皱眉等动作,让自己看起来好像身体很不舒服的样子。

（2）咳嗽:按照病例要求做咳嗽动作,可以通过手的动作、使用面巾纸等来配合。

（3）胸痛、腹痛或腰痛:可以通过手捂胸部、腹部或腰部,再配合弯腰或挺腰等动作来表现。

（4）关节痛:通过走路姿势、手扶疼痛的关节来表现。

（5）软弱无力:让自己看起来没有精神,没有力气的样子。

（6）如果扮演儿科病人的家长,可以表现出着急、焦虑的样子。

第六节　SP 工作中的注意事项

要成为一名合格的 SP 并非易事, SP 在工作中尤其要注意以下几个方面的问题。

一、问诊方面

(一) SP 必须熟记病史资料

熟记病史资料, 一方面是表演好病人的需要; 另一方面, 也是做好评估和反馈的需要。SP 绝大多数没有医学专业背景, 病史中有的症状可能自己没有亲身感受过的, 需要死记硬背, 尤其是新 SP, 常常会记不住, 或不能准确表述。要解决这个问题, 一方面需要培训 SP 的老师耐心、详细地为 SP 讲解病人的背景资料、发病经过、每个症状的表现, 甚至包括发病机制, 以确保 SP 充分了解这个病人和其所患的疾病; 另一方面, 还要帮 SP 提炼出病史资料中的关键词(如异常症状、特殊信息等), 让 SP 重点记住这些关键词, 而对其他非关键信息, 如阴性症状、正常的病史信息等均可忽略不计, 在学生询问这些非关键信息时, SP 只要按照"好的""没有的""正常的", 或按正常人或健康人的病史信息回答即可。要避免说"我不知道"或"我不记得了"; 也要避免想当然而回答"应该有的(或'是的')", 或者"应该没有的(或'不是的')", 因为这样的回答可能会增加异常症状或信息, 尤其在考试时, 可能会导致考生的临床诊断思维出现偏差。

还有一个需要注意的问题。在问诊过程中,尤其是在考试时,SP不要与考生闲聊与病例无关的话题,尤其是关于SP自己身体健康方面的问题,考生有可能会把SP自己身体健康方面的问题误认为是SP所扮演的病人的问题。

(二)SP要像病人一样诉说

SP说话一定要口语化,不能按书面语说,也不能用医学术语表述病情。另外,真实病人在面对医生时都有强烈的倾诉愿望,希望把一切跟疾病有关或无关的信息都告诉医生。与疾病有关的信息将被医生提炼和记录下来,写成病史,这部分可以称作"医疗信息";另一部分内容是病人觉得很重要,但医生认为跟疾病没有关系的,这部分可称作"非医疗信息"。病人作为非专业人士,就诊时所叙述信息中会有相当一部分与医疗无关。因此,SP在问诊过程中,除了提供规定的医学信息外,也可以说一些与疾病无关的信息。这样有助于构建贴近真实的医患交流场景,让学生练习在与病人交谈的同时如何保持清晰的临床思路,学习如何在大量信息中采集有效的医学信息,学会"倾听"和"礼貌地打断"等交流技巧,并且学会关注病人的社会、心理问题。

(三)SP要把握好提供信息的节奏

我们要求SP在表演过程中做到"有问有答,不问不答"。对特殊问题(也称封闭性问题)只要回答"是的""有的"等即可,比较简单;但对开放性问题,SP常常把握不好提供信息的量和节奏。在真实的临床工作中,病人常常会把自己身体的不舒服主动并尽可能详细地告诉接诊医生,希望医生尽快了解自己身体的情况。然而在教学过程中,因为老师要了解学生是否已经掌握了采集详细而准确的病史的技巧,所以SP就不能像真实病人一样,把病史信息一股脑儿全部告诉学生，而是需要"有问有答，不问不答"，这样才能观察到学生采集病史的能力。例如：①如果被问"你有什么不舒服？"，对这种问题，SP可以描述1～3个症状，只要点到即可，不需要详细描述细节（细节需要被进一步追问时再回答）。对此问题，SP可以回答"我最近几天老是咳嗽，而且还有痰，感觉越来越严重了"，或"我最近几天老是咳嗽，而且还有痰，感觉越来越严重了，昨天晚上还发烧了"，而关于咳嗽的频率、痰的性状、体温的情况等都必须等学生的进一步询问。②如果学生说："你把情况详细地跟我描述一下"，此时SP就应该把病情的变化过程大致地描述一下，但也不需要说得非常具体，很多细节也需要待"医生"进一步询问。

（四）SP不可因专注于回答学生的问题而忽略了表演

SP在表演过程中，尤其是刚从事SP工作的新人，常常由于紧张而专注于回答学生的问题，却忘记表演，即在回答问题的时候忘记表情或情绪的变化，或忘记使用一些肢体语言来表现病人的症状。要解决这个问题，需要SP反复练习。

二、体格检查方面

（1）SP在接受体检之前，必须详细了解体检内容和条目，了解每个检查动作和手法的规范，否则无法给学生进行反馈和指导。

（2）在体检的时候，SP应该被动配合学生，学生说怎么做，SP就怎么做，不要主动配合（因为SP了解体检内容），也不能给学生任何提示。

（3）学生在体检时，有些动作可能会让SP感觉疼痛或不舒服，此时SP应该提出来，或用手推开学生的手，让学生知道SP的感受,并让学生意识到自己的检查手法可能不规范。

(4)在体格检查前日,SP应洗澡,做好个人卫生(特别是有较重体味的人),否则易导致学生反感,影响学生的考试。体格检查当日穿好规定的病员服。

三、评估和反馈方面

(1)在被问诊或体检的时候,SP应该注意观察并牢记学生哪些地方做得很好、哪些地方做得不对;哪些内容漏了,或顺序颠倒了等,否则SP无法给学生进行评估和反馈。

(2)在评估时,SP一定要实事求是,做到公平、公正。

(3)在反馈时,可以采用"三明治"式的方法,即首先告诉学生哪些方面做得很好,给学生一些赞扬,然后再指出其存在的问题,并告之应该如何改正,最后给学生一些鼓励。

(4)SP不应该对医疗专业问题进行反馈和指导,以免把错误的信息传递给学生。对学生存在的问题或不足,可以记录在"评语"栏中,让带教老师来指导学生。

四、工作纪律方面

(1)有教学或考试任务时,SP要服从安排。有特殊情况者,须提前请假。

(2)必须在上课或考试开始前15分钟到达上课地点或考场。

(3)在上课或考试期间,不允许接打电话或收发短信、微信等。

(4)所有教学或考试内容均须严格保密,在未征得学校或相关老师同意的情况下,不允许将教学或考试内容提供给任何其他单位或个人,否则一切后果均由SP自负。

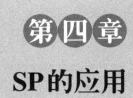

第四章

SP的应用

第一节　SP 的应用范围

SP 是指没有医学知识，但经过标准化、系统化培训后，能准确表现病人临床问题的健康人，主要应用于问诊、体格检查、医患沟通等临床技能的教学和考试中。在教学和考试中，SP 既扮演"病人"，同时又是"评估者"和"教学指导员"。SP 的应用范围具体如下。

（一）临床技能的教学

SP 可应用于不同年制临床医学专业学生的问诊、体格检查和医患沟通等临床技能的教学中，也可用于护理专业学生护理技能的教学中。SP 不仅扮演病人，还能给学生反馈和指导，这是真实病人无法做到的。

（二）临床技能的考试

SP 还可应用于临床医学专业本科生、研究生及住院医师等的客观结构化临床考试（OSCE），以及护理专业学生和护士护理技能的考试。另外，SP 还可应用于国家执业医师资格考试或医学院校临床技能竞赛中。

第二节　SP在客观结构化临床考试中的应用

客观结构化临床考试(OSCE)，又称临床技能多站式考试(Multiple station examination, MSE)。自20世纪70年代中期，英国邓迪大学(University of Dundee)Ronald Harden教授等开发并第一次实现SP在OSCE中的应用以来，经过40多年的发展，这种教学和考核模式现已在国内外医学院校被广泛使用。SP不仅用于医学生的教学和考核，还用于国家执业医师资格考试、低年资住院医师的培训后考核等。

一、OSCE简介

OSCE主要是通过一系列事先设计好的模拟临床场景来测试医学生或低年资医师的临床能力。考生在模拟的多个临床场景(考站)中完成各站所规定的任务，并被评估。考核内容主要包括SP考核、临床基本操作技能、临床资料判读、临床思维评价、医患沟通等。其中，SP考核是由SP扮演各种各样的病人，让考生收集病人的病史资料，并对病人进行体格检查，或同时完成对病人的诊治处理；临床基本操作技能是事先安排好各种基本操作模型，让考生来完成模拟操作；临床资料判读是事先准备好各种疾病的辅助检查资料(如心电图、X线片、CT片等)和化验检查报告单，让考生进行分析和判读；临床思维评价是事先准备好一些临床病例资料，让考生来分析疾病的诊断、鉴别诊断和诊治计划；医患沟通是事先设计好医患沟通的内容和目的,由 SP 来扮演病人或病人的家属,考生与 SP 进行医患沟通。因此,OSCE 是一种知识、技能和态度并重的临床能力考核评估方法,能对传统笔试无法测试的临床技能进行考核,并能用一致的评分标准进行评分,是一种客观、可靠的考核模式。

二、OSCE 的优点和缺点

(一) OSCE 的优点

1. 可模拟真实的临床场景,评估考生的临床实际工作能力,这是传统笔试无法达到的。

2. 考核内容可以灵活多变,需要考什么内容就可以考什么内容,包括各个临床专科、各种临床操作技能和各种医患沟通技能。考核内容的难易程度也可以预先设计好,这是在真正的医院里无法达到的。

3. 同一批考生的考核内容、评分标准、考核时间、考核环境等可以完全一致,能实现客观、公平和公正的评估。

4. 考核可以在规定时间内统一完成,节约了考核时间,减少了监考人员。

5. 对每个考站可以进行监控和录像,记录考试过程,以便对考试过程进行反馈、评估和总结。

(二) OSCE 的缺点

1. SP 和监考人员因为要连续工作,易发生疲劳。

2. 不同考生在同一考站停留的时间相同,即使有些考生提前完成考试,也不能提前出站。

3. 虽然 SP 可以模拟真实临床场景,但模拟场景与真正医院里的临床场景还是存在一定差距。

三、OSCE 的考核流程

关于 OSCE 的考核流程,每个医学院或医院都可以根据自己学校的具体情况和需要来安排和设计考核流程,举例说明如下。

1. 如果每个考生要考 8 个方面的能力,就可以设 8 个考站为 1 个循环。每站 15 分钟,考完 8 站共需要 120 分钟。考站设计如图 4-2-1 所示。

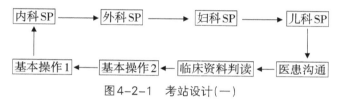

图 4-2-1　考站设计(一)

2. 如果每个考生要考 15 个方面的能力,就可以设 5 个长站和 10 个短站。考站设计如图 4-2-2 所示。

长站:5 站,每站 12 分钟,共 60 分钟。

短站:10 站,每站 6 分钟,共 60 分钟。

考完 60 分钟后,长站考生和短站考生互换,每个考生考 15 站。

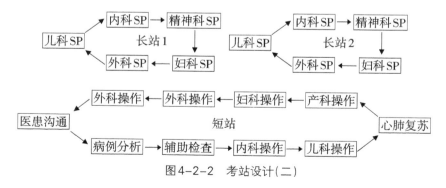

图 4-2-2　考站设计(二)

考核流程具体说明如下。

（1）每个考生都要按顺序经过各个考站。

（2）每个考站可以安排一种或多种临床能力的考核，每种临床能力的考核也可以安排一个考站或多个考站同时进行。

（3）每个考站可以安排一个或多个考官，SP 考站中的 SP 可以兼任考官。

（4）考站外安排一个总监控室，除负责监控每个考站的考试情况外，还要安排专人管理考试时间和指挥考生换站（也可以采用信息化系统来管理）。

（5）考生在进入考站前，先在准备室集中，安排专人清点考生人数、分组、讲解考试流程和考试中的注意事项，确保整个考试过程能顺利进行。

（6）考生进出考站必须做到同进同出，这样才能使整个考场秩序井然。如果允许考生提前走出考站，一方面无法避免考生之间互相交流而泄露考试内容，另一方面有的考生可能还会自行提前进入下一站，使考生的考试时间无法统一管理。

四、SP 在 OSCE 中的作用和需要注意的问题

（一）SP 在 OSCE 中的作用

（1）SP 可以模拟真实的临床场景，更客观地考核医学生或年轻医生的临床技能（问诊、体格检查、医患沟通等）和临床诊断思维能力，而书面考核（笔试）、应用电子模拟病人或模拟器械，都无法真实评估被考核者的体格检查技巧、医患沟通能力和人文素养。

（2）SP 可以重复扮演同一个病例，可以使考核更公平、公正。

（3）根据考核要求的不同，SP可在接受相应培训后扮演不同病种的病人。

（4）除了扮演病人，SP还可以担任评估者和反馈者。这样不仅可以减少教师的投入，还可以从"病人"的角度，对被考核者进行评估和反馈，这是教师考官和真实病人都无法做到的（真实病人没有经过培训，不知道"医生"的问题所在）。

（5）经过提前安排，SP可做到不受考核时间和场地变化的影响，随时随地参加OSCE。

（6）在考核结束以后，SP可以对考生在整个考核过程中存在的问题进行评估，并反馈给考核组织者或管理者，以便在以后的OSCE中改进或完善。

（二）SP在OSCE中需要注意的问题

1. 在考核前

（1）SP需要确认考核的时间和地点，不要迟到，不要走错考场。

（2）SP要认真准备自己将要扮演的"角色"，熟记病例资料，揣摩"病人"的心理，还要准备好必要的道具（如穿好病员服；咳嗽病人需要手上拿一张纸巾，用来捂口；跛行的病人，可以准备一根拐杖；如果需要化妆，也要提前准备等）。

（3）吃饱早饭或中饭，也可以自备一些零食，以免因为饥饿而影响扮演病人的效果或评估结果。

2. 在考核中

（1）SP反复多次扮演同一个病例，必须保持言行一致，以确保考核的公平性。

（2）SP必须保持注意力高度集中，尤其在担任评估者和反馈者时。

（3）SP 在扮演病人时一定要注意配合"医生"的方式。比如在问诊过程中，一定要做到"有问有答，不问不答"；在体格检查过程中，要做到"被动地配合"，不要主动配合或做提醒的动作。

3. 在考核后

（1）SP 需要认真填写和检查评估表，不要有漏评的项目或漏填的空格，并检查计算总分是否正确，清点评估表的份数是否正确等。

（2）SP 有责任对整个考核过程中发现或遇到的问题及时向考核管理者或组织者反馈，也可以提出改进意见或建议。

（3）SP 应该在考核结束后整理好考试资料和自己的物品，不要忘记把考试资料及时提交给考核管理者或组织者，不要把自己的物品遗留在考场。

第三节　SP 在医患沟通中的应用

在临床诊疗过程中，医患沟通，即医生与病人或病人家属进行的谈话和沟通，是一项非常重要也是非常必要的工作。医患沟通是否充分和恰当，关系到临床诊疗能否顺利完成、病人是否愿意遵守医生的医嘱以及医患关系能否良好地发展。因此，医患沟通是每位医生必须掌握的一项临床技能。医患沟通的内容有很多，如医生了解病人的病情（病史采集）、体格检查前后或检查过程中的沟通、介绍诊治方案及预后情况、手术前谈话、输血前谈话、坏消息的告知、临终关怀、诊疗费用的解释等。要让医患沟通过程顺利、避免医患冲突和医疗纠纷，医生要在沟通过程中注意一些方式和方法，比如要学会耐心倾听，注意保护病人隐私，多给病人情感支持（多倾听、多解释、多关心、多鼓励、多作换位思考、少责备）等。

在医患沟通的教学或考核中，SP可以起到非常重要的作用。应用SP可以重现临床上常见的医患沟通案例，可以让学生身临其境；而且，SP还可以以病人或家属的感受来给学生进行评估和反馈。学生经过与SP的交流沟通，更容易掌握和牢记医患沟通技巧，有助于在以后的临床工作中举一反三，融会贯通。

医患沟通的评估常常没有标准答案，以病人及家属信任医护人员、愿意配合医生进行病史采集和体格检查、愿意接受医生制订的诊治方案、愿意接受医护人员的解释和安排，以及对医护人员给予的帮助有最基本的尊重和感谢之意等为目标。

术前谈话是医患沟通中非常重要的一个方面，术前谈话有其基本的内容和技巧，不论做何种手术，不论在外科（含耳鼻咽喉科、眼科、口腔科等）还是内科（各种穿刺术，如骨髓穿刺、腰椎穿刺、心包穿刺、胸腔穿刺、腹腔穿刺等），术前谈话都是每位医生必须掌握的临床技能。术前谈话的好坏，关系到病人或者家属是否愿意手术、是否理解手术成功与否的可能性、是否理解术后并发症发生的可能性等，还关系到手术医生自己的声誉。应用SP来扮演病人或者病人家属，可以帮助学生进行术前谈话的练习或考核。医患沟通（手术前谈话）评估表见表4-3-1。

表 4-3-1 医患沟通(手术前谈话)评估表

学生(考生)姓名:_____　　　　学号(准考证号):_____
疾病名称:_____　　　　成　绩:_____

评估项目	序　号	评估要点	得　分
谈话内容的评估(每项满分10分,共70分)	1	介绍病情,告知疾病诊断,并予适当解释	
	2	告知目前的治疗手段及其相关信息	
	3	告知治疗建议	
	4	告知手术前或不接受手术可能出现的风险	
	5	告知手术过程中及手术后可能出现的风险	
	6	告知手术后大致的康复过程和预后	
	7	告知手术费用	
谈话技巧的评估(每项满分5分,共30分)	1	谈话者要作自我介绍,讲明自己是病人的主管医生或参与手术的主要人员等	
	2	正式谈话前,应先明确谈话对象(病人、病人的配偶、子女、父母等),明确其是否能承担法律责任	
	3	注意保护性医疗制度(指病人隐私保护)	
	4	谈话的语言通俗易懂,态度耐心细致,能给病人适当的人文关怀	
	5	能解释该手术在国内外开展的情况及本医院做这个手术的水平	
	6	应充分尊重病人的知情同意权和选择权,避免强迫病人或其家属选择某个手术或治疗方案(选择权应掌握在病人和其家属手中,医生应尽量多解释利弊,让病人及其家属充分理解和知情)	
总　分			

考官或SP签名:_____　　　　考核日期:_____

(特别感谢翁南川老师在编写此表过程中给予的指导和帮助!)

第四节 SP在精神病问诊中的应用

精神科是临床医学专业学生的必修课程之一。随着社会的发展,精神疾病越来越受到人们的关注。精神疾病检查的内容有哪些?如何给病人做精神检查?医学生要掌握这些知识和能力,仅靠上课或看书等理论学习是不够的,还需要进行反复临床实践。应用SP进行精神检查的练习或考核,在我国已有20余年。SP扮演精神病人比扮演内科、外科、妇产科病人或儿科家属要更困难一些,比如扮演躁狂症病人,其情绪、表情、言行等变化较大,不是每个人都能扮演好。因此,应该选择合适的SP来扮演精神科病人,并选择不同性格特征的SP来扮演不同病症的精神病病人。评估学生对精神病病人的问诊情况,可使用精神病问诊评估表(见表4-3-2)。

表4-3-2 精神病问诊评估表

学生(考生)姓名:_____ 学　号:_____ 成　绩:_____
考题编号:_____ 考官签名:_____ 考试日期:_____

评分项目	评分要点	分　值	得　分
引　言 (5分)	问诊者作自我介绍	2	
	说明检查目的	2	
	征询病人如何称谓	1	
一般情况 (8分)	检查定向力	2	
	询问食欲、体重	2	

评分项目	评分要点	分　值	得　分
一般情况 （8分）	了解睡眠情况	2	
	考生获知了非语言信息（考生简述问题①后考官再做评判）	2	
认知活动 （26分）	检查感知	10	
	检查思维	10	
	检查注意力、记忆力、计算力等	6	
情感活动 （24分）	检查情感的性质	8	
	检查情感的协调性、稳定性	8	
	检查精神病理学	8	
意志活动 （16分）	检查意志	8	
	检查行为	8	
自知力 （5分）	询问自知力	2	
	进一步详细询问自知力	3	
问诊技巧 （6分）	组织、条理清楚	2	
	语言通俗易懂，医学术语少	2	
	提问类型使用恰当（开放性问题、封闭性问题）	2	
考官提问 （10分）	①简述精神检查结果	不计分	
	②该病人初步诊断是什么？	10	
总　分		100	

（特别感谢吴皓、禹华良两位老师在编写此表过程中给予的指导和帮助！）

第五章

SP病例剧本的编写

第一节 编写SP病例剧本需要考虑的因素

SP病例剧本主要应用于医学生或考生临床技能训练或考核中病史采集、体格检查和医患沟通的部分。SP病例剧本的编写需要考虑以下几个方面的因素。

一、用途

（1）是用于教学还是考试?

（2）病人是在门诊、急诊,还是病房?

（3）训练或考核学生哪些方面的技能或能力? 如采集病史、体格检查、医患沟通、临床诊断思维等。

二、病种的选择

SP扮演的病种应该选择常见病、多发病,应符合教学大纲或考试大纲的要求和范围。病种的选择、病情简单还是复杂等都要根据应用SP的目的来决定,比如是用于平时的教学,还是用于临床能力考核;是用于低年级医学生、高年级医学生,还是低年资医师;是用于临床综合考试,还是临床技能竞赛。

编写SP病例的素材最好来源于临床真实病人,因为应用SP进行临床技能的训练或考核,都要模拟临床真实场景,SP病例必须具有真实性和实用性。用于医患沟通训练的SP病例,更应该考虑实用性,使学生可以从模拟案例中学习、借鉴医患沟通技巧,进而在临床实践中做到举一反三,灵活运用。因此,可以选择一些常见的临床场景的医患沟通案例来进行情景模拟,或适当进行一些修改。比如,如何让病人签署知情同意书或手术同意书,如何向病人告知坏消息,如何与态度差、不配合或不遵守规则的病人进行沟通,如何与病人讨论敏感话题,如何对病人进行临终关怀等。

三、SP方面的因素

(1)SP的年龄和性别。SP一般都是成年人,年龄一般在20~60岁。因此,SP病例中病人的年龄要考虑SP的实际年龄,可以适当放宽,但不能相差太大,否则看上去会不真实。SP也可以扮演儿科病人的家长,如父母或(外)祖父母等,因此对于儿科病例,SP无须限制年龄。SP的性别大多没有限制,只要按照病例要求选择即可。

(2)SP的外形和性格特征。可以根据现有SP的外形和性格特征来编写病例,也可以根据病例要求来招聘或选择合适的SP。

第二节　编写SP病例剧本

编写SP病例剧本可以分两步走。第一步,编写SP病例资料。因临床医生有很多真实的病例资源,可以请他们根据要求编写详细的SP病例资料(如模板1)。对于有经验的SP,即可根据此资料或稍作修改后,给予培训。第二步,改编SP病例剧本。教学或考试主管,或培训SP的老师,把临床医生提供的SP病例资料改编成适合SP表演的SP病例剧本(如模板2)。对新入职的SP,使用如模板2这样问答式的剧本,更利于其理解和掌握病例内容。

❖ 模板 1

SP病例编写模板

学　科：__普外科__　疾病名称：__急性阑尾炎__
地　点：__门诊/急诊/病房__　病例编写者姓名：__×××__
单　位：__××医院__　联系电话：__×××××××××__

一、病史简介

一般情况：

姓名：__李×__　性别：__女__

年龄：__40岁__　民族：__汉族__

身高：__①[不限]__　体重：__[不限]__

婚姻：__已婚__　职业：__家庭妇女__

籍贯：__杭州__　住址：__杭州市德胜__

是否有医保：__有__　　　　__路××号__

[如果病人有特别的社会、心理因素请注明,如家庭变故、工作不顺、经济拮据、特别紧张、焦虑等。]

主诉：转移性腹痛2天。

现病史：

[请一定要详细描述,尤其是对阳性症状或异常体征,以便在问诊过程中SP能准确地表述,否则SP可能会对学生询问的

---

① 注:[　]内为编写说明,模板1下文中[　]用法同此注。

问题不知道如何回答或回答不准确。阳性症状或异常体征的描述要点举例如下。

"疼痛"——需写出疼痛的部位、性质、严重程度、发作时间、缓解情况、加重因素、缓解因素、伴随症状等。

"发热"——需写出发热时间、最高体温及变化情况(热型);有无畏寒和寒战;退热时有无大汗淋漓;物理降温和(或)药物降温情况等。

"咳嗽"——需写出咳嗽开始的时间、频率;单声咳还是阵发性连咳;咳嗽末有无异常回声;有无痰液,痰液的颜色、量、是否带血;有无鼻塞、流涕、气急、胸痛等伴随症状等。

"气急"——需写出气急的程度、活动或运动受限情况;有无发绀;能否平躺;加重因素、缓解因素等。

"出血"——需写出出血的部位、量、血液颜色;有无凝血块;持续出血还是间歇性出血;加重因素、减轻因素;用过哪些止血措施。如果是血尿,是全程血尿,还是排尿开始有血,或排尿结束时有血等。

"抽搐"——需写出抽搐发作的时间、次数、每次持续时间、发作时的意识状态、抽搐的部位和具体表现、缓解后的意识状态,以及用过哪些止痉措施等。

"呕吐"——需写出呕吐发生的时间、次数;喷射性还是非喷射性;呕吐物性状和量;呕吐物中有无血液或胆汁等。

"腹泻"——需写出腹泻时间、大便次数、性状、量、臭味;有无黏液和脓血;有无里急后重;有无脱水的表现,如尿量减少、口渴及治疗情况等。

"皮疹"——需写出皮疹发生的时间、部位、颜色、大小;是否高出皮面,压之是否褪色;有无瘙痒、增多或减少情况;治疗情况等。

"肿块"——需写出肿块的部位、大小,有无增大或缩小;软硬度;表面是否光滑;边界是否清楚;有无压痛;局部皮肤有无红肿破溃等。

2天前(或前天)吃晚饭后出现腹痛(或无明显诱因)。开始为上腹部(或肚脐眼上面)疼痛,逐渐转移到脐周。最初疼痛不剧烈,为持续性隐隐作痛,仍能完成各种家务事(自认为是胃痛,以为是晚饭吃得太多了,不消化)。从昨天下午开始疼痛逐渐加剧,并下移固定于右下腹(上腹部、脐周腹痛消失),因腹痛无法再坚持做家务。无放射痛(除右下腹外无其他部位疼痛)。进食、活动时腹痛加剧。弯腰、身体蜷曲时腹痛略减轻。大便后腹痛不缓解。昨天下午起有发热,测体温最高38.5 ℃,最低37.5 ℃,无畏寒及寒战,无大汗淋漓。除用冷毛巾敷额头外,未进行其他退热处理。有时感觉恶心,昨晚呕吐一次,非喷射性,吐出物为食物和水,无血液和胆汁,量较多,呕吐后腹痛未减轻。自觉小便次数比平时多(每次的尿量不多),无明显尿急、尿痛。阴道分泌物(白带)较平时稍增多,白色微黄,无血性物,无异味。无咳嗽、无反酸、无嗳气、无腹泻、无便血、无胸闷、无心悸、无头晕、无头痛等。

昨日上午曾去附近社区卫生服务站就诊,未做检查,医生说可能是"急性胃炎",配了1盒"胃炎胶囊",口服,每次2粒,每天3次。服药后腹痛无缓解,且越来越重。[诊治经过应该包括:什么时候去哪家医院就诊、经过哪些检查、医生考虑是什么病、治疗措施、治疗效果等。]

起病后饮食量逐渐减少,昨日中餐后几乎未进食,偶尔饮水少许。精神状态越来越差。除小便次数略增多外,大小便无明显异常。平时睡眠好,昨晚因腹痛一夜未眠。近期体重无明显改变。[一般情况尽量描述得详细一些。]

既往史:平素健康状况良好。10年前曾有尿路感染史,记得当时解小便很痛,其他情况记不清楚了。当时去附近卫生院就诊,好像化验了小便,医生说是"尿路感染",口服药物治疗数天后就好了(具体药名已经记不清了),后来没有复发过。

否认高血压、糖尿病、心脏病等病史。否认肝炎、结核等传染病史。否认血友病、血小板减少等出血性疾病史。

无外伤及手术史。无输血史。

无药物及食物过敏史。[如有,请写出具体表现。]

按计划免疫规定接种,未自行额外接种。[儿科病例可以在个人史中书写。]

个人史:初中毕业,没有正式工作,无特别爱好。无吸烟史。有饮酒史,20余年,每天喝1~2两黄酒。出生在杭州,一直居住在杭州,很少去外地,近期无外出旅游。否认传染病接触史。否认有药物成瘾史。否认有婚外性史。

[儿科病例请按出生史、喂养史、生长发育史、预防接种史逐条详细描述。]

婚育史[成人病例需要]:10年前结婚,夫妻关系好,丈夫体健。足月顺产1个儿子,现已8岁。无流产史。最近一次性生活为5天前,现采用宫内节育器避孕。

[如为男性病人,也需描述结婚时间、夫妻关系、配偶健康状况、几个孩子等。]

月经史[成人女性病例需要]:13岁初潮,周期30天,经期4～5天,经血颜色及量无明显异常。无痛经史。末次月经为10天前。平时白带颜色无异常,无特殊气味,目前情况详见现病史。

家族史:母亲体健。父亲5年前死于车祸。有2个姐姐,均健康。儿子体健。否认家族中有传染病或类似疾病史,否认家族中有肿瘤、糖尿病、高血压等疾病病人,否认有遗传性疾病家族史。

二、体格检查

[请务必详细描写,尤其是阳性或异常体征。]

体温38 ℃,脉搏90次/分,呼吸18次/分,血压100/60 mmHg(1 mmHg=0.133 kPa)。

[如果病例对身高和体重有特殊要求的,请写出来。如儿科病例、需要提供体重指数(Body mass index, BMI)的病例等。没有要求的,可以不写身高和体重。]

神志清,精神软。呼吸平稳,面色稍苍白,全身未见皮疹。咽部无明显充血,扁桃体无肿大。巩膜无黄染。双侧颈部、腋下和腹股沟浅表淋巴结未触及肿大。双肺呼吸音清,无啰音。心率90次/分,律齐,无杂音,心音中等。腹平。听诊肠鸣音略亢进。腹部叩诊时右下腹有疼痛,移动性浊音阴性,肝浊音界无缩小。腹部触诊时不能用腹式呼吸以抬高腹壁。浅触诊右下腹部时有轻压痛。深触诊右下腹部时压痛明显。右下腹局部有肌紧张和反跳痛。罗符氏征阴性。腰大肌征阴性。闭孔内肌试验阴性。肝脾肋下未及,莫菲氏征阴性。无肾区压痛和叩击痛。

肛门直肠指检结果:直肠右前方有压痛,未触及肿块,指套无染血。

妇科检查结果:盆壁右侧有压痛,宫颈无举痛。子宫正常大小,无压痛。附件无异常。盆腔无肿块。阴道内白色分泌物略多,无血液混合,无异味。

[如果需要进行肛门、直肠指检或妇科检查,请病例编写者写出详细的检查结果。虽然学生不会在SP身上做这些检查,但如果学生提出需要做这些检查的时候,SP或考官可告诉学生这些检查的结果。]

三、SP模拟要点

[务必详细描述,以便SP更好地模拟病情。]

病人合作,但明显不适,表情痛苦,手捂右下腹部,坐位或站立时略弯腰。腹式呼吸减弱。腹部的主动或被动活动均可引起腹痛加重。医生按压右下腹时,诉疼痛明显,试图推开医生的手。医生按压右下腹时,让医生感觉到腹肌紧张(肌卫)。

SP可以屏住呼吸,让医生感觉SP肚皮较硬,按压不下去,如医生突然把按压的手移开,SP应诉腹痛剧烈(反跳痛)。

四、名词解释

[对于一些特别的专业术语,请提供解释,以便SP理解。]

1. 罗符氏征(Rovsing sign):即结肠充气试验。病人取仰卧位,医生用右手压迫其左下腹,再用左手挤压其近侧结肠,结肠内气体可挤入盲肠和阑尾,引起右下腹疼痛者为阳性。

2. 腰大肌征(Psoas sign):病人左侧卧位,使右大腿后伸,引起右下腹疼痛者为阳性,说明位于腰大肌前方的阑尾有炎症改变。

3. 闭孔内肌试验(Obturator sign):病人仰卧位,使右髋和右膝分别屈曲90°,然后被动向内旋转,引起右下腹疼痛者为阳性,提示靠近闭孔内肌的阑尾发炎。

4. 尿痛:指病人排尿时尿道(或伴耻骨上区)、会阴部位疼痛,似烧灼感。

5. 尿急:指病人不能自控排尿,或排尿有急迫感,尿意一来,急需排尿,不可稍有等待;或排尿之后,又有尿意。若不及时解手,就会自动排尿。

五、诊断、鉴别诊断和诊疗计划

[如果需要此部分内容,可以请病例编写者提供。]

❖模板2

SP病例剧本——病史采集部分

李××,女,40岁,汉族,家庭妇女,已婚,家住杭州市德胜路××号,有医保。	
医生询问	**SP回答**
(开始语)你好! 我是××医生,不要紧张,你现在已经在医院里,我们一定会尽力为你治疗的。 请问你哪里不舒服?	(SP坐在椅子上,表情痛苦,手捂右下腹,身体弯腰前倾) 医生,我肚子很痛
哪个地方痛?	(SP手指右下腹说)这里
痛了多长时间了?	2天
有什么原因吗?	是前天吃晚饭后开始痛的,好像没有吃什么特别的东西,吃得也不是太多
你从开始起来就这么痛吗?	不是的。开始是肚脐眼上面痛,隐隐的痛,我以为是胃痛,也没在意
后来呢?	后来好像慢慢转到肚脐眼周围了,从昨天下午开始其他地方不痛了,就这里痛(SP手指右下腹),而且越来越痛,现在什么事也做不了了,只好来医院了
你现在感觉是一种什么样的疼痛? 像刀割、针刺,还是绞痛?	好像是胀胀的痛,很痛
是一阵一阵痛还是持续性的痛?	是持续性的
除了肚子痛,身体其他地方还有没有感到疼痛的?	没有
什么时候感觉疼痛会厉害一些?	吃东西或活动的时候
什么时候感觉疼痛会轻一些?	弯腰或身体蜷曲,就像这样(SP可以做示范动作)
大便正常吗? 每天几次?	正常,每天1次
大便后肚子痛会好一些吗?	不会

医生询问	SP回答
体温量了吗?	量过几次
体温高不高?	最高好像38.5 ℃,最低37.5 ℃
感觉有发冷、发抖吗?	没有
吃过退烧药吗?	就是用冷毛巾敷额头,没有吃过退烧药
还有其他不舒服吗?	昨天晚上吐过一次
吐出来的是什么东西?	吃下去的东西,还有水一样的东西
量多吗?	比较多
有血液或咖啡色的液体,或黄疸水吐出来吗?	没看到
呕吐像喷射一样的吗?	不是
有恶心感吗?	有时候感觉有恶心
小便怎么样?	感觉小便次数比平时多,但量不多的。无明显尿急、尿痛
解小便的时候感觉小便口痛不痛?	不痛
感觉有小便了就急着要解出来了,或刚解完小便很快又想解了,有这种情况吗?	没有
其他还有什么感觉不正常的情况吗?	感觉白带比平时多了一点
白带颜色有变化吗?	与平时差不多,一点点黄
白带里有血吗	没有
白带有特别气味吗?	没有
这几天有没有感冒? 有没有鼻塞、流涕、咳嗽或喉咙痛?	没有
有没有胸痛或胸闷?	没有
有没有感觉心慌、心跳?	没有
有没有头晕、头痛?	没有
平时有没有经常肚子疼、反酸、打嗝的情况?	没有

续表

医生询问	SP回答
你胃口怎么样?	平时好的,肚子痛了以后越来越差了,昨天中饭以后几乎没有吃东西,就喝一点点开水
你感觉精神状态怎么样?	越来越差了
最近睡眠好吗?	平时睡眠好,昨晚因腹痛一夜未眠
近期体重有改变吗?	没有
近2天有没有去什么医院看过病或自己吃过什么药?	昨天上午去附近社区卫生服务站看过,医生说可能是"急性胃炎"
有没有做过什么检查?	没有
有没有用药?	就配了1盒"胃炎胶囊",让我口服每次2粒,每天3次
那你吃药了吗?感觉有效果吗?	吃过2次,没效果,肚子痛越来越厉害了,所以现在来你们医院看看
你这次的发病情况我了解了,(此时医生可能会做一下小结)接下去我想了解一下你过去的健康状况,对制订你的诊治方案有帮助	(医生做小结时,SP如果发现有内容没有说到,可作一下补充)好的
你平时身体还好吗?	好的
以前有没有生过什么病?	让我想想。10年前有过一次尿路感染,记得当时解小便很痛,其他情况记不清楚了,去附近卫生院看了一下,好像化验了小便,医生说是"尿路感染"
当时怎么治疗的?	好像吃了几天药,具体什么药已经记不清了,后来就好了,也没有再发过
还生过其他病吗?	好像没有了
你有高血压吗?	没有
糖尿病?	没有
心脏病?	没有
肝炎?	没有

医生询问	SP回答
结核病?	没有
平时身体有容易出血的情况吗? 就是磕磕碰碰后容易出现皮肤乌青,或者经常有鼻出血、牙齿出血等?	没有
家族里有没有听说过有人患血友病,或者容易发生出血的?	没有
以前你有没有外伤过或者开刀过?	没有
以前输过血吗?	没有
你以前住过院吗?	没有
你有没有对什么东西过敏的?	过敏?(SP可以表现出发呆,迟疑着不回答)
哦,就是你吃了某种东西,或者用了某种药物,或者接触了什么东西后,身上会发皮疹、很痒或者出现其他身体不舒服的情况?	好像没有
你打预防针的情况怎么样?	小时候肯定按规定打的吧,长大以后好像从来没打过
你过去的情况我也了解了,(此时医生可能会对既往史做一下小结)接下来我还想了解一下你的个人生活方面的情况,这对我们制订你的诊疗方案也是有用的	(医生做小结时,SP如果发现有内容没有说到,可作一下补充)好的
你一直住在杭州吗? 最近有没有外出过?	是的。最近没有外出过
你抽烟吗?	不抽
你平时喝酒吗?	每天要喝1～2两黄酒
喝酒多少年了?	大概有20年了
你的文化程度?	初中
你从事什么职业? 有什么爱好吗?	家庭主妇,没什么爱好
最近有没有和生什么病的人接触?	没有

续表

医生询问	SP回答
平时一直或经常在吃某种药物吗？	没有
你结婚了吗？	是的
结婚几年了？	10年
丈夫身体好吗？	好的
夫妻生活怎么样？	好的
你有几个孩子？	1个儿子,现在已经8岁了
你儿子是平产还是剖宫产？	平产的
以前有过流产吗？	没有
平时是怎么避孕的？	我有放节育环
最近一次与丈夫同房是什么时候？	5天前
好,我还有一个更隐私的问题,希望你能如实告诉我,因为这对排除一些疾病有关。请放心,对所有你告诉我的事情,我一定会保密。请问除了你丈夫,你还有没有其他性伴侣？	没有
谢谢你对我的信任！接下来我要了解一下你的月经情况。你第一次来月经是什么时候？	好像是13岁
平时月经规律吗？多长时间来一次？	30天来一次,基本上还是准时的
每次几天会干净？	4～5天吧
经血正常吗？颜色、血块、量等情况	应该算正常吧
有没有痛经？	没有
最后,我还要了解一下你家庭成员的健康状况,看看有没有遗传方面的疾病。你父母身体情况怎么样？	我母亲(妈妈)身体还好的。父亲(爸爸)5年前因为车祸去世了
你有兄弟姐妹吗？	有2个姐姐

医生询问	SP回答
她们身体好吗?	都挺好的,没有听说有什么病
你儿子身体好吗?	身体好的
很好。我再问一下,和你有接触的,或和你一起吃饭的人里面有没有与你类似的病?	没有
你所有的亲戚,包括父亲这边的和母亲这边的,有没有患相同的或类似的疾病的?	没有
家里人都没有患高血压的?	没有
有没有人患肿瘤的?	没有
糖尿病呢?	没有
很好,谢谢你的配合!你的情况我都了解了。你有什么问题要问我吗?或者你有什么要求?	(这时SP可以问:) 我到底是不是胃肠炎啊?/我肚子很痛,能不能给我打止痛针啊?/我要住院吗?/会不会要开刀啊?……
(结束语)好了,接下来请你躺到床上,我来给你做一下体格检查	好的

103

第六章

SP的管理

第一节　SP管理的目的

一、建立一支稳定的SP队伍,保障临床技能教学和考核的正常进行

SP人员来自于社会各行各业,流动性较大,要将其培训成为合格的SP,需要一定的时间和经济成本。而一支稳定的SP队伍对于保障临床技能教学和考核的正常进行是不可或缺的。那么,怎样才能建立并维护一支稳定的SP队伍呢? 可以从以下三个方面着手。

(一)SP招聘

招聘有较多空余时间,或工作时间可以自行调整、安排的人员,如自由职业者、退休人员等;招聘对医学教育有浓厚兴趣、责任感较强的人员;招聘相对年轻的人员等。

(二)SP情感支持

在工作上,多给予SP赞扬和鼓励,让SP感觉工作愉快;在生活上,尽量提供力所能及的帮助,如健康咨询、乘坐校车、在学校食堂就餐等方面;在工作报酬方面,尽量能够逐年增长;在情感上,尽量多给予一些支持。SP是医学院的兼职员工,为医学院临床技能教学和考试做了很多努力和贡献,培训后考核通过的SP,可以给其颁发"医学院兼职教师聘任证书",以显示SP是医学院大家庭的一员,是医学院的老师。在平时,SP管理人员要与SP多

联系、多沟通,给予朋友般的关心和照顾。此外,还可以给予SP一些其他方面的支持和帮助。

(三)SP培训和管理

要组织各种SP培训活动,不但要让SP学习如何做好本职工作,还要让他们学习各种医学知识(这也是很多SP应聘的目的之一)。要制定"标准化病人聘任规定"(见模板3),定期签订"标准化病人聘用协议书"(见模板4),发放"标准化病人培训合格证书"或"标准化病人聘任证书"等。SP不仅扮演病人,还充当老师的角色,因此可以称SP为"××老师",以提高其荣誉感和责任感。

二、合理安排SP资源,在保证教学和考试质量的同时,尽量节省教学和考试费用

应设立专门的SP管理团队来管理SP,统筹安排各种SP的事务,包括招聘、培训、应用、管理等,以便让SP资源得到合理配置,并在保证教学和考试质量的基础上,节省教学和考试费用。

◆ 模板3

××医学院临床技能教学兼职指导教师的聘任规定

聘任临床技能教学兼职指导教师,对学生进行规范化的临床技能培训和考核,是临床医学教育的一项重大举措。为了规范临床技能教学兼职指导教师的管理,特制定本规定。

一、临床技能教学兼职指导教师的聘任条件

1. 身体、心理、文化素质等方面条件符合教学要求。

2. 热心临床医学的教学辅助工作。

3. 工作态度认真负责,组织纪律性强。

4. 自愿应聘,并征得家属同意。

二、临床技能教学兼职指导教师的工作职责

1. 认真完成以下教学任务:

(1) 承担医学生问诊技能的练习与考核工作。

(2) 承担医学生体格检查技能的练习与考核工作。

(3) 承担医学生综合考试中临床技能的考核工作。

2. 严格执行医学院的教学安排,遵守教学纪律。

(1) 若有特殊情况不能来参加上课或考核,需提前一周请假,以便管理者做好安排。

(2) 每次上课或考核均须提前15分钟到达指定地点;体格检查课前应穿好规定的工作服;问诊前应提前领取病例评分

表,认真做好评分工作;参加考核时应带好所有考核资料及物品。

（3）有责任了解要扮演的病例,且依照培训的要求来模拟。除非培训教师另有指示,否则绝对不可自行更改、删除或增加要扮演的病人的症状或者社会经历。若对病例内容有疑问,应该请教培训教师。

（4）有责任按要求对学生的技能进行评估与反馈。若学生行为失当,有责任告知相关教师。

3. 严格保守教学机密,考核前禁止对学生泄露考核内容。

4. 医学院提供的任何资料不可在未事先获得××医学院的书面许可的情况下将其任何部分进行翻印、储存于检索系统中或以任何形式通过任何方式进行传播。

5. 在××医学院的聘任期内,不得参加其他医学院校或医院有关标准化病人教学的任何工作,除非获得××医学院的同意。

三、临床技能教学兼职指导教师的聘任程序

1. 本人提出申请。

2. 专家审核、面试通过。

3. 接受临床技能培训,专家考核合格。

4. 申请人与医学院签订聘用协议。

5. 医学院颁发"××医学院临床技能教学兼职指导教师聘任书"。

四、临床技能教学兼职指导教师的工作报酬

1. 临床技能教学(含练习与考核):

(1) 只做问诊,不做体格检查:×元/小时。

(2) 只做体格检查,不做问诊:(男)×元/小时;(女)×元/小时。

(3) 问诊＋体格检查:×元/小时。

(4) 精神科相关技能:×元/小时。

2. 临床技能综合考试:

(1) 只做问诊,不做体格检查:×元/小时。

(2) 只做体格检查,不做问诊:×元/小时。

(3) 问诊＋体格检查:×元/小时。

(4) 精神科相关技能:×元/小时。

五、临床技能教学兼职指导教师的工作奖惩

1. 对能认真履行工作职责,教学效果好的(经过技术指标分析、学生反馈意见及对教学管理规定的执行情况等进行综合评定)前3名兼职指导教师,医学院将按学期给予一次性奖励,每人×元。

2. 对个别不遵守教学纪律者,予以一定的处罚,具体如下。

(1) 一学期迟到5分钟以内(含5分钟)一次者,予以公开批评。

(2) 一学期迟到5分钟以上,但在10分钟以内(含10分钟)一次者,扣当天劳务费×%。

（3）一学期迟到属（1）或（2）两点所列情况发生第二次者，或迟到超过10分钟以上一次者，扣当天劳务费×%。

（4）一学期迟到3次者，医学院有权提前解聘。

3. 对不能认真履行工作职责，或教学效果差的（经技术指标分析和学生反馈意见进行综合评定）兼职指导教师，医学院可以给予再培训，但经过再培训后考核仍不合格的，医学院有权提前解聘。

××医学院

××××年××月

❖ 模板4

××医学院临床技能教学兼职指导教师
聘用协议书

××医学院(甲方)委托_____同志与_____同志(乙方)就聘用乙方到甲方担任临床技能教学兼职指导教师工作事宜,签订以下协议:

一、甲方根据教学工作的需要,经过对乙方的严格考核,同意聘用乙方到甲方担任临床技能教学兼职指导教师。乙方自愿应聘,聘用期间应服从甲方安排,努力工作,认真完成教学指导任务。

二、聘用期限自_____年_____月_____日至_____年_____月_____日止(聘用期_____年)。

三、聘用期间,乙方从事临床技能教学兼职指导教师的工作报酬:

1. 临床技能教学(含练习与考核):

(1) 只做问诊,不做体格检查:×元/小时。

(2) 只做体格检查,不做问诊:(男)×元/小时;(女)×元/小时。

(3) 问诊十体格检查:×元/小时。

(4) 精神科相关技能:×元/小时。

2. 临床技能综合考试:

(1) 只做问诊,不做体格检查:×元/小时。

（2）只做体格检查，不做问诊：×元/小时。

（3）问诊＋体格检查：×元/小时。

（4）精神科相关技能：×元/小时。

四、乙方在聘用期间必须严格遵守《××医学院临床技能教学兼职指导教师的聘任规定》，并接受甲方的考核。乙方如果违反《××医学院临床技能教学兼职指导教师的聘任规定》，甲方有权终止本协议，必要时追究相应的法律责任。乙方经考核不能继续胜任本职工作的，甲方有权终止本协议。

五、聘用期满后需继续聘用的，称职的兼职指导教师可直接续聘，由双方续签协议；如甲方不再聘用乙方或乙方拟不续聘，皆应于期满前一个月向对方提出。

六、甲乙双方不得随意单方面终止本协议，如有违约行为，违约方需一次性支付违约金，违约金为人民币×元。

七、本协议书必须甲乙双方签字，医学院盖章后生效。协议书一式两份（甲乙双方各执壹份），具有同等效力。

甲方单位公章

甲方委托代表签字：　　　　乙方签字：

＿＿＿年＿＿月＿＿日　　＿＿＿年＿＿月＿＿日

第二节 SP管理的内容

一、SP的聘任管理

1. 制定"标准化病人聘任规定",对SP的聘任条件、工作职责、聘任程序、工作报酬、工作奖惩等作出规定,以便对SP进行管理。

2. 签订"标准化病人聘任协议",每年或每两年签订一次,以明确SP和学校双方的权利和义务。

3. 发放"标准化病人培训合格证书"或"标准化病人聘任证书",以表明SP已经过正规的培训且已通过考核,并获得学校或医院的正式聘任。

二、SP的日常管理

1. SP人员的管理:包括SP招聘、日常联络和沟通交流、酬金的发放、情感支持方面的工作等。另外,SP在工作时最好能穿统一的病员服(建议衣服和裤子不要连体,袖口和裤腿口不要收口;可以统一给每位SP发一套,SP自行保管)。这样做一方面能凸显SP的"病人"身份和形象,另一方面方便SP在体格检查时暴露检查部位和复原衣服。如果有体格检查,SP最好穿拖鞋(学校可以给每个SP发一双),方便SP配合体格检查,也可以节省考生的时间。最好有专门的SP更衣室、化妆室和储物柜。

2. SP培训的管理：主要是组织安排各种SP的培训活动。

3. SP工作任务分配的管理：有序安排SP的工作任务，保障临床技能教学和考试任务有序完成。

4. SP工作任务完成后的管理：主要是整理和总结SP完成的各种学生或考生评估表，以了解学生或考生对临床技能的掌握情况，将存在的问题反馈给相应的教师，以提高其教学质量。整理和总结学生或考生对SP的评估表（见模板5和模板6），以了解SP的工作情况。

三、情感支持

为了维持SP队伍的稳定和保持SP的工作热情，应给予SP一定的情感支持。

❖ 模板5

学生对SP工作的评价和反馈表(练习)

学生姓名:_____ 学号:_____

练习房间号:_____ SP姓名:_____

练习日期:____年____月____日

本次临床技能练习,在问诊和(或)体格检查中应用了标准化病人(SP),SP也是我们的教学指导员。为了评估SP的工作,也为了改进我们的教学,希望你能提出宝贵意见。

打√标注你评估的部分:

①成人查体 ②成人问诊 ③儿科问诊 ④其他

请回答下列问题(选择题打√即可):

1. 请评估该SP的教学能力。

①优秀 ②称职 ③不称职

2. 请评估该SP扮演病人的真实性。

①好 ②一般 ③差

3. 在你练习结束后,该SP给你反馈时共进行了多长时间你对SP的反馈是否满意? 在纠正你查体的错误时,是否让你在其身上重新练习?

4. 请写明查体或问诊中哪一部分教学对你最有帮助。

5. 该SP对哪些条目或内容的讲解与上课教师讲解的不同? 请详细写明,以便我们以后进行统一。

6. 请告诉我们你对SP教学的意见和建议。

◆ **模板6**

学生对SP工作的评价和反馈表(考试)

学生姓名:_____ 学号:_____

考试房间号:_____ SP姓名:_____

考试日期:___年___月___日

本次临床技能考试,在问诊和(或)体格检查中应用了标准化病人(SP),SP也是我们的教学指导员。为了评估SP的工作,也为了改进我们的教学,希望你能提出宝贵意见。

打√标注你评估的部分:

　　①成人查体　　②成人问诊　　③儿科问诊　　④其他

请回答下列问题(选择题打√即可):

1. 请评估SP的教学能力:

　　①优秀　　　　②称职　　　　③不称职

2. 请评估该SP扮演病人的真实性:

　　①好　　　　　②一般　　　　③差

3. 你的考试时间是否足够?

　　①足够　　　　②不够,最好再延长_____分钟

4. 考试结束时,该SP有无告诉你做得很好或做错、漏做的地方?

　　①有　　　　　②没有

5. 若你有做错或漏做的地方,该SP有没有给予指导?

　　①有　　　　　②没有

6. 请告诉我们你对医学教学的意见和建议。

第三节　SP 的标准化和质量控制

标准化病人(SP),顾名思义就是具有标准化特征的"病人",此"病人"为模拟病人,即由 SP 来扮演病人。SP 来自各行各业,且绝大多数没有医学教育背景,那么如何让 SP 的工作做到标准化? 如何控制和保证 SP 的工作质量? 目前对此还没有统一的评估体系。SP 做得是否标准,主要还是看 SP 表演病人是否真实、是否能完成教学目标、是否符合考试要求等。要保证 SP 的工作质量,要从 SP 的招聘、培训、师资团队、评价体系、制度约束、情感支持等多个方面来进行把控。

一、招聘

根据招聘条件和 SP 须具备的能力来选择应聘者,面试时主要是看应聘者的动机、表演能力、语言表达能力、记忆力等。

二、培训

培训是保证 SP 工作质量和标准化的最重要的方面。培训应有统一的教材(如书本、视频等)。每位 SP 都必须完成规定的培训课程,并经过严格的考核,达到表演准确(严格按照病例资料)、行为规范(认真履行"病人""评估者""指导教师"的职责)、对评分标准理解清晰等标准。

SP 的工作表现要同质化,对不同的考生,SP 要做到表演一致、标准统一,以确保考试的公平性。尤其是参与客观结构化临床考试(OSCE)的SP,可以通过小组练习、互相考评(如SP培训师与SP之间、SP与SP之间、学生与SP之间)来发现问题和解决问题,缩小不同SP之间的差异。建立SP交流平台(如建立专门的网站、微信群等),让SP能在课外互相交流心得和经验,互相学习,共同进步。

三、师资团队

要建立一支好的SP团队,必须有好的SP管理、培训师资团队。师资团队包括专职的SP管理人员、SP培训师、SP病例编写专家和SP评估标准制订专家等。

四、评价体系

每次SP工作结束,都要及时请学生或考生、考官等对SP的工作进行评价和反馈,以及时了解SP的工作表现。对于做得好的SP,要及时给予赞扬和鼓励;对于存在问题和不足的SP,管理者要及时与其进行沟通和交流。评价反馈表的设计可参考本章第二节模板5和模板6。SP管理老师还可以通过评价反馈表对SP的工作定时进行统计和分析,并对其提出改进意见和方法。

五、制度约束

任何一个部门、任何一项工作,都需要制定相应的管理制度,以保证工作保质保量地完成。要保证SP的工作质量,也需要制定一系列SP工作管理制度、SP人员聘用制度、奖惩制度等。

六、情感支持

及时给予SP情感方面的支持,能够让SP保持工作和学习的热情,进而保证SP的工作质量。

第七章

SP 经验交流

了解SP在工作时的切身感受、体会和工作经验,可以帮助SP管理者更深入地了解SP的工作状态和工作特点,同时也可给SP培训老师或其他SP提供参考和借鉴。以下是浙江大学医学院十九位优秀SP对自己工作中的感受和经验进行的总结,望给大家带来启发。

一、我是SP
蔡女士

医学是一门科学,既需要有深厚的理论知识,也需要有丰富的实际工作经验。医生的经验从哪里来? 当然是从病人身上来,而SP就是扮演病人的角色,以帮助医生积累最初的临床经验。我,就是一名SP,以下是我的工作体会和经验总结,希望这些总结对于进一步提升自己和团队的工作有所帮助。

(一) SP要熟悉病例内容和评分标准

作为SP,首先要熟悉自己要扮演的病例,评分标准更是要做到张嘴就来,并执行得规范、公平。

在学生问诊和体格检查时,需要观察学生的问话、手势以及谈吐。在学生问诊时,必须对答得上,但是也不能太迅捷地回答学生的问题,因为必要的思考时间还是需要的,否则像背书一样的,就有点假了。前几天看了电影《我是路人甲》,发现男主角说台词就如背书般,显得特别假。和他对话的人话音还未落,男主角就踩着对方的话音连珠炮似的应答上了。也难怪,他出演这部电影前是一名群众演员,在剧中,他也是本色演出,扮演一名普通的群众演员,而我们平时看的电影都是专业演员演的,就没有这个毛病。我在扮演病人时,为了凸显真实感,有时会增加一些"台

词"。比如,在被问到个人史里月经初潮的时间时,我会故意说:
"这我得想想,那是很多年前的事了啊。"

在问诊技巧评分上,SP更是要把握公平、公正。学生在问诊
时,如果评分要点都涉及了,我基本上都会给分,当然对于如何才
能做得更完美,我也会给学生指出来。比如,我和一位学生说:
"结束语你讲到了,但是讲得不够完美。你讲了病人的去向、医生
的计划,这基本达到了结束语的要求,但严格地说,这个结束语还
是有纰漏的,纰漏是以后的计划没有给出确切的时间啊。"这时学
生旋即补充道:"你明天再来复诊吧!"我回复道:"这样讲还不够
确切,是明天上午还是下午? 一个完善、完美的结束语需要有确
切的时间。这项我可以给你满分,但你自己要明白,今天的结束
语做得不够完美。你觉得是不是这样?"学生将头点得像小鸡啄
米似的。经过这般的反馈沟通,相信这位学生对问诊技巧中结束
语这一项会留下深深的印象。

(二) 让学生重新做一遍的方法比较好

除了考试,SP的打分都须征得学生的认可,这样也可以让学
生知道自己刚才问诊或体格检查中存在哪些不足或错误,因而在
下一轮的练习中有更好的表现。在打分前,SP会将学生刚才进
行的问诊和体格检查逐一回顾。对于做得好的,给予表扬;做得
差的,指出其不足;漏做的,给予提示。回顾完后,让学生再按问
诊或体格检查的标准讲一遍或做一遍。

体格检查时,有的学生在做脾脏触诊时没有使用双手法,或
者没有让病人采取侧卧位,我就会让学生再做一遍,以此来帮他
找到正确触诊的感觉。

有的学生在问诊时对于主诉和现病史的部分问得过于简

略。我在反馈时就会跟他讲："你的主诉和现病史问得不够完善。主诉和现病史是问诊内容中最重要的一块,这块内容没有问完善,对疾病的诊断和治疗都会造成影响。其实,你只要将问诊技巧掌握了,主诉和现病史的问诊就不在话下。在问了病人有什么不好之后,也就是病人提供了主诉之后,你就围绕着主诉,询问首发症状或体征至目前的演变过程,其实这就是"时间顺序"的技巧;然后,你再问症状或体征的加重或减轻因素;最后,加上一般问题的五要素(精神状态、睡眠、饮食、大小便、体重),这样主诉和现病史问诊就差不多了。当然,还要问病人有没去哪里诊治过,如何处理的,结果怎么样。问诊的内容和技巧是相辅相成的,掌握好技巧,会让你的问诊更完善。"

在确定学生明白了我的意思后,我会让学生按我说的重做一遍。后来,学生们普遍反映,重说一遍和重做一遍的效果很好,记忆特别深刻!

这样的教学方法我有时也会不自觉地用到生活中去。这不,在街上遇到问路者,我手嘴并用指点了后对其说:"你把我刚才说的意思再重复一遍。"

(三)SP表演到位有助于学生进入氛围

SP应该是一位优秀的表演者,对所扮演的病人,应在声音上、表情上和肢体语言上都有到位的表现。比如,扮演腹痛病人时,脸上就要呈现痛苦状。在学生触摸腹部时,要有痛苦加剧的表情;在扮演儿科病人家长时,脸上应有焦急、担忧的表情,并不停向医生问这问那。

我自忖还是会表演的。有几次问诊、体格检查结束,学生问:"老师,你是不是真的肚子很痛啊?刚才我都不敢摸了,看你那么痛。"每每听到学生如是问,我都有点小得意——这说明我的表演还是非常逼真的!

我有胃疾,有几次学生按我的腹部时,我明明很痛,但因为我当时扮演的病例是没有腹痛的,我就咬牙坚持说:"不痛!"

有几次扮演儿科病人家长,我抱了塑料小人儿权当患儿,有些学生进来乍一看就忍俊不禁,但看我煞有介事的样子,就将笑意收敛,迅速进入角色。学生进入了角色,我也就放下了心。因为,毕竟我有教学任务,学生们也有练习和考试的任务。

看到一位位学生经过我们SP的陪练和考核后都有进步和收获时,我的内心也充满了成就感和自豪感。

二、做一个有"三心"的SP

孔先生

要想做好SP工作,我个人认为并非只是对照教学内容打打分数那么简单。在临床技能教学当中,SP要有"三心"才能做好此项工作,这"三心",就是爱心、细心和耐心。

(一) 爱心

爱心就是要有爱护学生之心。学生在SP身上做检查时,难免有手法拿捏不准的时候,这可能会给SP带来不适感,甚至疼痛感。对此,SP毫无疑问应该在反馈时给他们指出来,但最好别用严厉的语气指责学生,要尽量微笑着对他们说,"你刚才手法重了",或者"你刚才让我感到不舒服了"。特别是许多学生第一次在SP身上做检查时都难免紧张,失误较多。这时过于严厉的语气会给学生带来较大心理压力,使他们在接下来的查体过程中更加畏手畏脚,影响正常发挥。还有,在反馈学生的错误、不规范之处时,我们尽量先表扬一下他们做得好的方面,再谈不足之处,这样可以使学生从心理上更加容易接受。

(二) 细心

细心就是在教学、考核过程中要细密用心。从开始到结束,整个过程中细心观察学生的言行举止,发现他们的遗漏之处,尤其是细小的不规范之处。对于遗漏之处,毫无疑问是要指正的;而对于一些细小的不规范之处,我们也要紧盯住不放过。比如,检查语音震颤时"发长音"的要求;检查肝颈静脉回流征时,手掌须压肝区10秒的时间要求;还有检查凹陷性水肿时,拇指按压至少5秒等。这些具体的规范没有做好,肯定会影响查体的效果。

在每次接受SP任务后,我们的准备工作都要尽量周到、细致,比如先充分地理解、熟记病例。在安排好自身工作时间的情况下,尽量多休息,以保证有充足的精力投入工作。每次任务结束后,我们可以回忆、总结一下自己参与这次教学活动的总体发挥情况,比如评分得严与松,在教学活动中某个知识点的讲解是否得到了学生的肯定,怎样的教法才能让学生加深记忆等。这样我们就可以积累更多经验,一次比一次做得更好。

(三) 耐心

耐心就是要求我们SP在教学中做到不急躁、不厌其烦。90后学生们无疑具有高智商,但是他们的动手能力跟70后、80后相比,可能相差很多。因为他们的时间都用在了书面知识的学习上,在大自然中的劳动几乎没有了。因此,部分学生在体格检查时,其动作相当毛躁,这就要求我们SP要有足够的耐心向他们讲解要领和强调规范点,而不能说诸如"这么简单的动作也不会做"之类的话。碰到突发状况,比如学生迟到,SP尽可能牺牲一下自己的时间。

在教学中还发现部分学生的胆子很小,自信心严重不足。这时可以先不急于进入具体教学内容,而是先给他们指出这方面的不足,讲明这样的状态会影响到今后的临床发挥,然后再给他们一些有针对性的鼓励。同时强调,自信心的强大一方面来自于心理上的成熟,但更重要的是建立在自己努力学习、有良好医术的基础之上。我想,这样的鼓励对于一个肯学、有上进心的学生来说,肯定能起到积极的效果。

尽量给予学生们更多的爱心、细心和耐心,将来我们就能遇到更多具备"三心"的白衣天使,这就是我们SP一切工作的初衷。

三、希望每个与我有缘相遇的孩子都能 成为中国最棒的临床医生

傅女士

标准化病人(SP)在临床技能教学和考核中集扮演病人、充当评估者和反馈者三种职责于一身,我从事SP工作至今已有5年时间,对于如何做好SP,我有以下体会和总结。

(一) 工作体会

1. 关于扮演病人

要想逼真地扮演病人,首先要认真仔细地阅读和熟记院校预先提供的病例资料。从病例资料中的阳性症状和体征中,体会该病人就诊时会出现哪些形体动作和表情。这样,学生就可以通过我表演的形体动作、精神状态和面部表情来扩展他们病史采集的内容,并增强他们的临床思维能力。例如,我曾经扮演过一个目前临床上比较少见的急性传染病——钩端螺旋体病病人。病例

提供的阳性症状和体征为高热、乏力、眼红、皮肤、巩膜黄染、双小腿疼痛、无力抬腿、双侧腓肠肌压痛明显等。学生在采集病史时很容易漏问乏力、双小腿疼痛等症状。当学生漏问时，我就在学生让我去做体格检查时，表现出用手撑着桌子很吃力地站起来，然后拖着双腿慢慢地走向诊疗床。坐到床沿上时，面色痛苦地用双手把双脚搬上床。用这些形体动作来提醒学生，还有遗漏的症状未问到。在这种情况下，有的学生马上就会意识到问诊有遗漏，并及时补充询问，进而完善了该疾病的临床诊断依据。因此，我觉得扮演病人时准确表现阳性症状和体征，对学生在采集病史、体格检查及诊断过程中都有较强的提示作用。

2. 关于充当评估者和反馈者

要想成为好的评估者和反馈者，首先必须在工作前认真地备课，对所需评估（问诊、体格检查）的内容、技巧熟记并反复练习。在学生问诊或体格检查的过程中，SP要思想高度集中，这样才能发现学生在问诊过程中遗漏的内容或弱项和失分点，以及在体检过程中漏检的项目和检查部位、方法、手法的错误，做到公平、客观地评估，并给予学生正确的反馈和指导。

（二）工作总结

经过5年SP工作的实践，我对学生在系统问诊和体格检查练习中经常出现的误区、漏问、漏检和失分点，以及如何做好问诊和体检的反馈指导等总结如下。

1. 系统问诊

要想做好问诊的反馈和指导工作，必须熟记系统问诊的内容和评分条目，并熟悉问诊的方法和技巧，这样才能在学生练习问诊时发现其存在的问题，并予以反馈和指导。

（1）问诊内容：反馈问诊内容时，每个条目都要反馈到。在反馈的过程中，和学生进行交流，通过交流可以知道为什么有的内容学生没有问到。学生在询问现病史的过程中容易出现的误区有：急诊病例（起病几小时内），多数学生认为病人刚起病就来医院就诊，因此忽略了对诊治经过的询问。我在反馈指导时会告诉学生："现在由于医学知识的普及，有的病人发病后就自己用药，效果不好时才来就诊，或者先去社区医院就诊，之后再转诊过来。因此，不管病人起病时间多短，这些内容都不能漏问，这对于你的诊断有一定的参考意义。"

还有就是关于询问体重。有的学生认为，病人发病时间这么短，体重肯定没有变化。我在反馈和指导时会跟学生说："在询问急诊病人体重有无变化时，不是问发病至就诊这段时间的体重变化，而是问近期体重有无变化。因为，有的疾病（如肿瘤）的发生、发展比较隐匿，在此过程中，病人可能只感觉到体重的变化。当病情发展到一定程度时，才以急性症状（如出血、疼痛等）为首发症状表现出来。因此，近期体重有无变化也不能漏问。"

在询问现病史的过程中，多数学生常常漏问相关的阴性症状。为此，在反馈指导时，必须向学生解释为什么要问这些阴性症状，以及阴性症状在鉴别诊断中的作用，并让学生通过思考和询问这些相关的阴性症状来扩展鉴别诊断的思维能力，提高初步诊断的正确率。

在问诊过程中，学生最容易失分的条目除了上面提到的相关阴性症状外，还有询问预防接种史时，忘了问长大成人后有没有接种过疫苗，以及问诊的最后一条——病人关心的问题。

（2）问诊技巧：要做好问诊技巧的反馈和指导工作，首先必须要熟悉问诊技巧的评分标准,并掌握问诊的方法和技巧的运用。

学生在问诊技巧方面常见的问题就是沟通技巧和社会经验的不足,主要体现在没有完整的开始语和结束语;两个项目之间没有或很少使用过渡语言;没有主动关心和了解病人就诊的确切目的和要求。因此,在询问既往史、个人史、家族史或某些隐私问题时,很容易引起病人的抵触,使问诊进展不顺利。

为此,我在反馈指导时除了指出学生存在的不足,还对怎样恰当地使用开始语、结束语以及过渡语进行指导和训练,帮助学生尽早建立以病人为中心的临床思维方法和医患沟通能力。

2. 体格检查

要做好体格检查的反馈指导工作,我认为最重要的一点就是要有为医学教育事业献身的敬业精神和高度责任感,在此基础上,通过医学院SP指导老师的教学培训,再加上自己的认真学习,将全身体格检查的条目、细则熟记,并反复练习技术操作要点,规范准确地掌握全身体格检查的内容、顺序、部位、方法、手法和动作。这样才能在学生做体格检查时感触和体验到学生查体过程中的各种细节,发现其存在的错误和不足,并给予正确的反馈和指导。

学生在体格检查中最常见的错误是检查方法和手法的不准确或不正确,例如心肺的叩诊、腹部的触诊等。对此,我就一边指导,一边让学生在我的身上一遍又一遍地练习,体会检查的手法,直到学生能正确掌握检查的方法和手法为止。

对查体的内容必须做到逐条反馈,在反馈中以鼓励、肯定为主。在反馈的过程中与学生进行互动,提出一些问题让学生回答,当学生回答不出时,给予解释(解释标准参考医学院的体格检查细则)。例如,对于心血管系统查体的考核问题可有:①毛细血管搏动征、水冲脉、枪击音阳性的临床意义;②如何鉴别心包摩擦感(音)和胸膜摩擦感(音);③肝颈静脉回流征阳性的临床意义;④心前区触及震颤的临床意义。对于腹部查体的考核问题可有:①当视诊发现病人腹壁静脉怒张时,怎样检查其血流方向,及其临床意义;②当病人腹腔内游离液体大于多少毫升时,可叩出移动性浊音;或腹腔内游离液体大于多少毫升时,可查出液波震颤阳性;③检查病人有无液波震颤时,为什么要将手掌尺侧缘压于脐部腹中线上;④莫菲氏征阳性的临床意义等。通过互动,使学生开动脑筋,积极思考,加深学生理解检查的目的和临床意义,以达到最佳的反馈指导的效果。

做SP工作5年来,每当我的工作得到学生的尊重和认可时,我就感到特别开心,特别有成就感。我希望每个与我有缘相遇的孩子都能获得最佳的学习效果,成为中国最棒的临床医生。同时,我自己也会更加努力地做好这份神圣的工作。

四、我做SP的体会和建议

张先生

(一) 我做SP的体会

1. 认真学习

对各种病例都要做到尽可能地了解,而非简单的记忆。除了接受正规的培训外,还需要自己加强学习。所以我每次拿到病例资料后,除了认真阅读、记忆外,还要按照资料中病人的症状对照《临床诊断学》的有关章节进行进一步的学习和了解,并反复揣摩该病人的症状、体形特点、表情等,以尽量做到表演得逼真可信。

2. 成就感来自学生们的进步

我已多次听到学生和上课老师们对我课堂表现的认可:"做的真像!""你原来是医生吗?"等。有的学生甚至在课后不停地追问:"老师,你过去到底是干什么的?"有几次在华家池校区给学生们考试时,有不少学生一进门看到我便朝我笑着说:"老师您好!我们又见面了。"我有点诧异地笑着回答:"你好!我们以前见过吗?"他说:"两年前在紫金港校区,你给我们做过临床诊断的练习。"而且他还能说出当时练习的是什么内容。这时我就很有成就感!因为我当时的表现已经深深地留在他们学医成长之路的记忆中了。

3. 提升SP工作的技巧

和学生做一对一练习或考试时,SP一开始的表情、问答和体形姿态,都要有助于学生迅速进入真正给病人诊疗的状态,让学生们尽可能把在课堂里所学到的医学知识应用于医学实践中。这其中除了对教学内容的熟悉,还需要SP不断提高自己的工作技巧和综合素养与能力(这里面或许还需要一些戏剧表演艺术的成分)。

(二)关于学生在问诊中存在的一个疑难问题的思考和建议

在我做SP的两年多的时间里,曾多次给学生做过问诊的练习和考试。我发现在问诊的所有内容中,关于"个人史/性生活史"这一项,对所有(五年制、七年制、八年制等)的同学们来说,似乎都成了问诊中的拦路虎和问诊难点。

在问诊的练习过程中,有的同学欲言又止,显得颇难开口;有的同学憋一会儿就不问了,干脆跳过此项;有的同学则不假思索,问得非常唐突而直接,例如"你在外面有没有红颜知己?""除了你老婆,你在外面有没有其他的性伙伴?""你去没去过色情场所?"
"你有没有在外面找过'小姐'?""你在外面有没有第三者?""你得
过什么性病吗?"等。问完之后,有的同学自己还会不好意思地偷
偷窃笑。这样的问法,让我也一时不知如何作答。当我假装面露
嗔色,并以正常病人应有的情绪对其表现出极度的不满或呵斥
时,学生就会感到紧张,这样便会影响他后面的问诊。

　　每次问诊练习结束后,在反馈时我都会就此项内容询问一下
学生:"老师在课堂里是怎么讲的?"学生们的回答基本一致:"老
师只是强调这个内容在问诊时是必须问的,但应该怎么问,并没
有具体讲过,要我们在课后自己去思考、练习。"这就产生了一个
问题,同学们只是为了完成课堂练习或考试而随口一问,而并未
意识到这样的问法可能会给病人带来极大的不快,并引发愤怒,
甚至有可能引发医患矛盾和冲突。

　　我曾经与其他SP老师就这个问诊内容交流过,对这项内容,
我们应该如何指导学生们提问,但大家也莫衷一是。

　　我觉得学生们在这项内容上的提问确实是个难题,我反复思
考应该如何妥当地提问。这项问诊对了解病人的病情及作出诊
断,最终会起到怎样的实际作用姑置勿论,既然《临床诊断学》教
材的问诊内容里有作要求,那么作为一名临床技能指导兼职教师
就有责任引导学生掌握它。

　　我认为学生对这项内容的问诊发怵,主要有以下三点原因:
①对问诊课的学习重视不够,或者是在练习、考试前对此内容没
有认真地进行思考,这在问诊时的技巧和语言上可以看出来。
②学生除了学习医学主课,对人文学科和社会学科书籍的阅读不
够重视,这就造成了问诊语言的简单化。③学生们生活阅历较

浅,使之对性生活史的理解产生了极大的误解,往往只注意到"不洁性生活"一词。我曾经问过不少学生:"你们对'冶游史'的提问为什么感到这么难以启齿?"学生们答:"一是跟这个病没有关系;二是挺难为情的,能不问就尽量不问了。"

我分析后认为,学生已将"性生活史"片面地理解为"不洁性生活史",于是在问诊的练习和考试时问出上述话来就丝毫不奇怪了。我对"个人史/性生活史"的问诊方法进行了反复思考和斟酌后,尝试在跟学生们做问诊反馈时,给出这样的建议。

(1)问这个问题前先要有个铺垫,先看你的病人是个什么样的人,要注意他(她)的年龄、性别、职业、文化程度等,再给个亲切的称呼,如"叔叔""大伯"或者"阿姨""大姐"等,以拉近关系。

(2)把这项内容往病情上靠,比如可以说:"关于你的病情我已基本了解了,为了更好地诊断你的病情和做好后续的治疗,我需要向你了解一些隐私方面的事,比如你的生活习惯、家庭组成结构、夫妻性生活方面的事。"问的同时注意看看对方的反应,把敏感问题放在后面问,以分散其注意力。

(3)要注意四周的环境,不能有除了家属以外的人在场。问的时候声音要轻,要亲切自然,并告诉他(她),关于隐私方面的事会为其保密,这是作为医生的职责,以增加病人的信任感。

(4)当问到夫妻性生活方面的问题时,注意观察病人的反应,如果病人介意,那就先停下来,作一些必要的解释,比如再给个亲切的称呼后说:"有的病人的病情,我们是不需要问不洁性生活史的,有的病人则需要了解一下。"或者说"主要是为了了解性生活的卫生情况,因为不洁性生活可能会诱发多种疾病。"如果病人不介意,就可以问下去。

（5）问夫妻间的性生活是否正常、和谐，以及了解性生活前的卫生措施时，如果病人自己说出曾经被感染过性病或有其他情况，则可以追问其不洁性生活的情况。问完后要向病人致谢。

以上就是我对于"不洁性生活史"问诊的指导方法，得到了学生们的普遍认可。有的同学在整个问诊练习结束后，还要求对于这一项再针对性地练习一遍。

我这样的指导是否准确得当，还待与大家商榷。

五、SP工作有意义，做好不容易

姜女士

我做SP已经有3年多了，我的体会是：SP工作有意义，但做好不容易。

作为SP，在与浙大医学院严谨认真的老师们和优秀的学生们的近距离接触中，为未来医生的成长做出了一点点贡献，自己也认识到了此项工作的意义，并逐渐喜欢上了这份工作。同时也了解到做医生的辛苦。医生不仅工作压力大，而且需要有强烈的责任心，医生们下班回到家，或者节假日，都无时无刻不在牵挂着病人。

由于医生这个职业需要天天与病人交流和为病人提供医疗服务，所以我认为，学校不仅需要教学生医学知识和技能，对于培养学生对病人的人文关怀也很有重要，这可以避免或者减少学生们在今后的工作中发生医患矛盾。

此外，我的另一个体会就是，做一个合格的SP也不容易。首先，SP要学习大量的基础医学知识，并接受SP的规范化培训；每次上岗前还要备课；练习或考试过程中需要花费很多精力和时间,才能确保为学生打的分数与他们掌握的知识和能力相符。为了培养出更优秀的医生,在今后的工作中,我还要掌握更多的医学知识,让学生们更准确地体会病人的需求,并作出准确的诊断和治疗。

对于SP培训,我有一点小小的建议,希望进一步加强对SP医学知识的系统性培训,并建议组织SP到真实的门诊去观察和体会真实病人的就诊情况,这样有助于SP更准确地讲叙和表现"病情"。

六、我喜欢SP这个工作

杜先生

我为什么会喜欢上SP这个工作?因为做SP既可以学习和了解许多医学知识,又可以为培养未来的医生尽一份力。因此,对我来说,这的确是一份非常有价值的工作。下面说说我在SP工作中碰到的一些常见的问题。

(一)在平时学习中常见的问题

(1)关于叩诊。学生在叩诊时,由于体位的原因,SP一般都看不见学生叩诊的手法,只能通过感觉叩诊部位是否正确和辨析叩诊音是否清晰,来判别叩诊的技巧好与坏,而实际上很多学生的叩诊手法并不准确,这种情况在有考官在一旁观察的考试中就暴露出来了。

(2)关于腹部体格检查。在腹部深触诊和触诊肝脏、脾脏时,多数学生触诊深度不够,即使我一再提醒:"我不怕痛,要是我感到不舒服,我会阻止你的。"但很多学生触诊的深度仍大约相当于腹部浅触诊。另外,很多学生触诊时,触诊手法和病人的呼吸配合得也不是很好。

（3）关于全身体格检查。在全身体格检查过程中，有的学生会打乱检查顺序。一旦打乱顺序，就容易出现多项遗漏或差错，而SP也很难完全记住这些遗漏和差错。

（4）许多学生在检查过程中若遇到需要计时的项目，便很自然地打开手机秒表，此时我总想提醒一句："你在检查前告知我已经洗手了，那现在又摸过手机了，是不是也该告诉我一声，手机触屏已消毒了呢？"

（二）在考试时常见的问题

（1）无论是问诊还是体格检查，按照规定的顺序来执行，遗漏就会较少，打乱顺序的话往往容易遗漏。

（2）越是在紧张的时候（比如在分站式考试时），越容易出现看错题目的情况，比如将"检查肺下界"和"检查肺下界活动度"混淆。

（3）有的学生认认真真地检查完病人一侧，却遗忘了检查另一侧。这个实在有点不应该，但在考试中这类失分不在少数。

（三）当SP的小顾虑

（1）冬季体格检查。不是每个学生的手都是温暖的，确实有个别学生的手寒冷如冰。建议教室内空调开到适宜的温度，或为学生提供暖手的设备。

（2）有的学生在做胆囊触诊时，当他的手顶住我的胆囊部位时，我才发现这位学生指甲留得很长，这时就不免要发生假阳性反应了。因此，建议医学生还是要将指甲剪短，一来是为了做好手卫生，二来也是防止体格检查时给病人造成不适。

以上就是我总结的工作中常见的问题和给予的建议，希望对于同学们有所帮助!

七、扮演SP需要有忘我的境界

姚女士

我一直对医生这个职业怀着崇敬和仰慕之情。高考那年,我的母亲被确诊为甲状旁腺功能亢进症,住进浙江医科大学附属第一医院(现浙江大学医学院附属第一医院)内分泌科。经过医生们准确地诊断和精心地治疗,我的母亲很快就康复了。至今回忆起那段在医院照顾母亲的经历,医学生们勤奋好学的身影依然历历在目,令我对他们充满了敬佩之情。

每天早晨查房的时候,实习的学生们认真地听上级医生分析病例,还要回答带教老师提出的各种问题。午休的时候,还常常有实习医生到母亲床边来问候,给母亲递上一杯水,让她做吞咽动作,再摸一摸脖子上那个不易摸出的肿块。一个又一个的实习医生让母亲喝水做吞咽动作,有时候我怕母亲休息不好会显出不耐烦的神情,病区主任的一番话却让我顿悟了。他说,临床医学是一门需要实践的科学,学生们只有在实习期间接触到各种不同的病例,日后才能成为合格的医生,所以说,病人是医生最好的老师,尤其是像我母亲这样罕见的疑难病症。那时的我刚刚收到了大学的录取通知书,我当时就想,假如可以重新选择,我一定要报考医学院!

2011年9月12日,我很偶然地在《都市快报》上看到了浙江大学紫金港校区招聘标准化病人的广告,便立刻打电话报了名。我的职业是英语教师,多年的教学生涯练就了很好的语言表达能力和与人沟通的能力。我在大学时代还是话剧社的成员,演过各种性格的角色,比如话剧《雷雨》中的繁漪、《威尼斯商人》中的女律师鲍西娅。有了这样的经历,我对自己做好标准化病人很有信心。

在SP培训过程中,我学到了很多医学知识,并且还有机会跟来自美国布朗大学医学院的老师和SP进行交流。从事SP的工作帮我圆了年轻时候未竟的梦想。

今年暑假,我去美国俄亥俄州哥伦布市陪伴女儿,借着这个机会,我去俄亥俄州立大学医学院了解了更多关于标准化病人在美国医学教学中的应用情况。标准化病人起源于美国,被应用于美国执业医师资格考试中。它不仅很好地规避了伦理道德方面的问题,还让医学教学和实践联系得更加紧密。在我国,随着人们个人隐私保护意识的增强,以及医患关系不容乐观的现状,标准化病人在医学教学中的作用显得越来越重要。

SP的工作是在模拟真实看病的情形下,依照剧本来扮演病人。SP除了要深入了解该角色,还必须模仿病人的表情、动作及情绪。我曾经扮演过腹痛病人、咳嗽病人、肺癌骨转移病人、焦虑症病人和精神分裂症病人,感觉最难扮演的还是精神疾患的病人。作为SP,我感觉工作中最困难的地方是,在问诊或体格检查时,全程都需要精神非常专注,这样才能准确记住学生刚才的表现,细心记下学生在问诊或体格检查过程中出现的差错,并在结束时给予规范化的点评。因此,做好SP不仅需要良好的沟通技巧,还需要超强的记忆力。

在体格检查的时候,作为SP的我有时候会感到很多不适。比如,被潮湿的手或冰凉的听诊器触碰身体部位、按压错部位、叩诊过重、暴露身体隐私部位等。对此,我曾经也有过心理上的排斥,但当想到我面对的是医学界未来的栋梁之材时,我就释然了。尤其是当我以我的聪明才智设计出种种疑难案例来考验他们的时候,真有一种与高手过招的成就感!看着他们稚嫩的面孔上流露出的紧张、委屈、无奈等种种神情,观察他们的言行举止,令我不得不由衷地感叹:"百业最难是医生啊!"

扮演SP需要有忘我的境界,我希望每位经过我严苛点评的医学生,日后都能成为合格的医生。也希望用我的智慧为我国的医学教育作出贡献。

八、深入病例,就好像真的有病了

李女士

我也算投入SP工作较早的人,在此,我想谈谈我做SP的点滴体会。

医学院在教学过程中为了提高学生们的临床综合能力,培养学生的临床思维,以及加强人文素质教育,采用了标准化病人的教学方法。

学生们通过书本和课堂上的学习,对于理论知识的掌握都非常扎实了,因此口述理论知识时,学生们的表现都很流畅,但碰到实际演练时,就没那么自信了,在方法、技巧等方面总会有欠缺。体格检查和对病例典型症状的观察,都需要反复的临床训练,而实体操作正是最好的训练办法,因此,就需要标准化病人的参与和配合。

做SP也有辛苦的地方。比如,在练习体格检查时,由于学生们每个人的手法和手上的力道不同,我有时会被按痛,但是想到他们从事的是救死扶伤、治病救人的工作,我承受这一点点躯体上的疼痛又算得了什么。学生练习时,我会聚精会神把他们所做的都记在脑海里;在反馈时,尽量让他们知道什么地方做错了,什么地方没有做到位,什么地方漏做了,都一一指导,不厌其烦,希望他们在我这里有所收获,没有荒废时间。有时听到学生说,听我讲一遍比看10遍书效果都好,我就特别有成就感,这也正是我所想要的。我希望他们在我身上多学点,特别是模拟病人时,我会尽力准确表现病人的临床症状和典型的阳性体征。在叙述病史时,我会将老师所给的条目逐条熟背,旨在恒定、逼真地复制真实的临床情况。我常一边看书,一边对照镜子反复练习症状,一直达到最满意的效果才肯罢休。有时太深入病例,甚至会感觉自己好像真的有病了。做这些就是希望自己扮演的典型症状可以帮助学生更清晰地掌握疾病的临床特点,进而作出准确的诊断,并在日后将这些技能应用到实际临床工作中,减轻病人的痛苦。能够达到这样的目的,自己现在牺牲一点又有何妨?

每当我走到医学院大门前,看到刻有那么多人姓名的捐赠遗体器官的石碑,会沉思良久。这么多好心人为了医学事业的进步,情愿将自己的遗体或器官捐给医学事业,我现在做这点又算什么呢?

九、对自己多年的付出感到欣慰

李女士

我从事SP工作已经有20多年了。20多年前的一天,我偶然在报纸上看到浙江医科大学(现浙江大学医学院)在招SP,当时我抱着想学点医学知识的想法,立即报了名。之后利用业余时间参加了各项正规培训和外籍教师考核后,从最初100多名报名者中脱颖而出,成为最后录取的20多位SP中的一员。这么多年下来,我仍坚守在SP岗位上。回忆第一次与面庞稚嫩的医学生进行一对一教学时,还真有点不适应。学生对SP进行全身体格检查,男性病人需要检查186个项目,女性病人需要检查192个项目。SP在被检查的过程中,脑子里要牢记学生们所有的项目是否依次正确完成。待查体结束后,SP即转换为老师及评估者的角色,对学生一一评估和反馈。比如,哪个部位用力过重,病人会感到疼痛;哪个检查遗漏了,或者手法不对;等等。并再次让学生在自己身上重新检查,找对感觉。反复练习当然会加重SP的工作负荷,也会造成SP身体上的不适,可我觉得,学生通过实践掌握了很多临床技能,自己付出再多也是值得的。

我做了20多年的SP,从中得出,要做好SP这个角色,一定要努力掌握好医学基础知识和体格检查技能,并要将理论和操作结合起来。我们一年的课程虽然不多,但平时也需要不断地学习和复习,以保证自己处于最佳的状态,可以随时投入到教学工作中去。

十、"装病"的工作很有趣

刘女士

一个偶然的机会,我得知浙江大学医学院在招聘SP,经过面试和考核,我有幸成为这个团队中的一员。

什么是SP?我的看法就是,把没病装病当成严肃的工作,也就是模拟病人,和学生进行一对一的问诊或体格检查,然后给学生进行反馈,学生若有不对的地方,要给予指导。因此,SP充当了三种角色:病人、评估者(给学生打分)和教学指导员(给学生进行反馈和指导）。

其实，我也是一名医学院毕业的临床医学生，但只做了1年的医生就改行了。我知道SP在国内外已经越来越多地应用于医学教学和考试中。美国、加拿大等国家不仅将SP广泛用于临床医学教学中，还在各种医师资格考试中使用。我国自1991年引入SP教学，至今已有26年时间。虽然我只做了1年的SP，但我最深的体会是，浙大的医学生真的非常认真、刻苦，要当上一名合格的好医生，真的非常不容易。学生们对于我们SP也非常尊重，在某种意义上，我们也是他们的引导者和老师。而在和他们的互动中，我自己对医学知识也温故而知新，巩固了很多，还圆了我虽然没能做成医生，但仍可以为医学事业贡献一份力量的公益事业梦。

我最开心、最爱听的就是学生进来时恭恭敬敬地叫一声："老师，您好！"参与到SP工作中，更多的是满足了我的精神需求，使我觉得有一点"自我实现"的感觉。此外，还认识了这么多善良、有爱心、奔着同一目标而来的同仁，很值得。我想，即便没有补贴，我还是很乐意来的，因为我在付出时间、精力的同时，也得到了快乐，而且是很多的快乐，这是金钱换不来的。

十一、希望我的付出能对医学生有所帮助

卢女士

医生对于我来说是一个崇高而神秘的职业。随着年龄的增大，经历的生老病死越来越多，我对生命也越来越感到一种无力感。面对亲人患病时的束手无策、对生命的无法挽留，让我深刻感受到了医生的重要性。所以，当我看到浙江大学医学院招标准

化病人时,我的脑海就立即跳出一个想法:如果我能为医学事业尽一份力,如果我的工作能让学生们多掌握一些实际操作技能,那我也心甘情愿做学生的"陪练员"！于是我就立刻报名,并最终成为众多SP中的一员。

作为SP,有时在体格检查时需要暴露身体的某些部位,比如胸部,对于女性SP来说,心理上可能会有些抗拒。但是想到在医院里,特别是手术室、抢救室里,医生在救治病人时不能因为要暴露病人的隐私部位而缩手缩脚,不敢诊治,我就会鼓起勇气克服自己思想上的顾虑。我相信医生的职业道德,所以我愿意为医学事业做一些牺牲。希望我的牺牲有助于培养出更多合格的医生,使更多的病人得到更好的救治,这就是我做SP的初衷和愿望。

在3年多的时间里,我接触到的学生在给SP做问诊和体检时,大多都会比较紧张,特别是考试时,所以开始我都会安抚、鼓励学生不要紧张,令他们放松精神,尽量做到轻松地完成整个过程。

我接触最多的是妇科方面的问诊和体格检查。在接到病例后,我首先会根据不同的病例,对号入座去书上查相关内容,或者询问有相关病史的亲朋好友,或查些资料,体会和想象这个疾病的一些特殊性及常见症状。在问诊过程中,有些学生会问到一些标准答案以外的问题,我会尽量根据真实的病情症状告诉学生,以免误导学生,给学生错误的印象(因为我觉得错误的印象有可能会被学生记住,并影响他以后的诊疗思路)。

做体格检查时,学生会因为性别问题,感到缩手缩脚。我通常会强调"我是病人,你是医生""你要怎么给我检查,才能确定病情?"以此强调我们是医生和病人的关系,这样学生就会认真地做完必要的检查。

现病史的问诊，除了疾病相关的，还有病人的基本情况，如吃饭、睡觉、大小便、体重和病人关心的问题。可能是由于紧张或是考虑不周，抑或是有的学生认为这些跟病情无关，因此经常有学生遗忘此项内容。另外，很多学生对于一个病情线索不能够深入问下去，因此失分很多，比较可惜。

以上就是我做SP的感受和经验，与大家分享。我将努力做一个合格的SP，希望我的付出能对医学生有所帮助。

十二、一颗仁医（义）的心

马女士

从事SP工作已有数年了，从当初看到都市快报招聘SP的通知开始，我就带着一颗好奇心来探索SP这份兼职工作。

我从事的是金融保险业的工作，下午的时间比较自由。我因为怕血当初没有读医科，但是从小对医学知识很感兴趣，觉得学一点医学常识不仅对自己和家人的身体有益，或许在工作中还可以帮到我的客户们，开拓自己的视野。在工作中，我为了给客户办理住院理赔，经常出入医院开诊断证明，接触过一些医生，对他们的敬佩也是我从事这份兼职工作的原动力。

我们的培训从全身体格检查细则开始，共有190个条目需要理解和熟记。因为每位学生来我们这里考试，我们都要给他们评分和指导，所以马虎不得。我们的指导老师非常认真负责，每次不论是练习还是考试，她总是非常仔细地告诉我们每项考核的要点，一直教到我们全部掌握。

参加了多次练习和评分后，我慢慢对规范熟悉了起来。在体格检查的时候,不仅要求学生掌握检查的项目和手法,同时还要考核他们是否融入了人文关怀。记得有一次,一位女同学对我讲话比较生硬,让我上床、下床时都有点"命令式"的口气,让人感觉不舒服。虽然最后她体格检查内容和技巧都没什么错误,我还是告诉她:"一个来看病的病人内心需要的是什么? 不仅是医生的准确诊断,还有来自医生的尊重和关心。"

我除了参与体格检查的考试外,还参与了问诊的练习和考试。在问诊知识的学习中,我学到了很多疾病的临床表现和诊断方法,而我学到的这些知识曾经在生活中帮助了我。我印象很深的是一次我去家访一个客户,刚好她在给5个月大的女儿喂奶,喂好后,她问我:"昨天我给女儿洗澡的时候发现她脖子和脸上有些小红点点,不知道怎么回事,会不会是蚊子叮了?"我看了下,红点点没有凸起,孩子也没有发热,但是红点点是在皮肤下面,好像是出血点。刚好当时我们学过并且考过一个"特发性血小板减少性紫癜"的病例。我就提醒这位客户,应该带女儿去医院查查。结果陪她去了医院一查,还真的是这个病,还好及早发现。后来孩子转院到了儿保,住院一周,病情得到了控制。当时这位客户就谢谢我,说幸好我提醒她去看了,她才没有掉以轻心,否则不知道后果会怎么样。我让她不要担心,这个病会治好的,不是什么绝症。有时候想想,我们这个工作挺有意思的,有点表演的成分,也有点老师的成分。我们有次与国外一位SP领域的教授交流时,这位教授说国外的很多SP老师都是群众演员。

从事这份兼职工作几年来,我学到了很多医学知识,也认识了许多志同道合的朋友。从事这份工作的不止我一个人,还有很多热心人。我身边的一些同事和朋友,听我讲了这份工作的独特意义后,也参加了这份爱心工作。我总觉得人生短暂,可以做几件自己喜欢并且对社会有意义的兼职工作,我有幸从事这份工作,很开心。

关于对工作的建议,在问诊方面,我觉得我还可以参与更多病例的学习、练习及考试评分。在体格检查方面,我们还可以学一些急救知识和简单的抢救措施,这样,如果我们在外面碰到危急状况,就可以参与抢救或者救治自己的家人。另外,如果有时间,我们可以一年组织一次SP老师的聚会活动,并邀请医学院老师参加,以联络大家的感情。因为做SP工作的老师们都来自不同的行业,大家可以交流下,互帮互助,形成一个更有意义的SP朋友圈,为我们的SP工作散播正能量!

没有做过SP的人,不会知道学医的烦琐和辛苦。我曾经跟很多学生交流过,他们一读就是七八年,之后还要去医院实习几年,人生的黄金时间都在学习和考试中度过,还要面对高风险和高强度的工作,有时还有病人的抱怨和不理解。我终于明白,有一颗仁义的心,才能坚持下来。其实,做任何事情都是这样,我会一直做下去的。我还是想说,我非常喜欢这份工作,我也希望自己和医生一样,拥有一颗仁义的心!

十三、这份兼职工作让我的生活更充实、更快乐

潘女士

我是从2012年开始做SP的。我以前在药店工作,一次偶然的机会,我从《都市快报》上看到浙江大学医学部招聘兼职SP的广告,经过应聘,我很幸运成为了其中的一员。

一晃3年多了,我经历了一系列学习,感受到了发生在自己身

上的变化。虽然我在药店工作了七年多,但对临床医学一窍不通,对人体器官、结构也不懂。通过医学院老师的培训,我学会了辨别人体出现哪些症状是正常的,而出现哪些症状则可能是疾病的先兆,需要到医院去做检查。例如,一个人闭着眼睛走一小段路,若不能走成直线,就要去神经内科检查,以尽早诊断和干预。

我是一个内向的人,和陌生人说话都会脸红。做了SP后,最初学习的时候因为大家都不认识,不说话的时候大家笑笑就过去了。而待到我独自面对学生的时候,我就很紧张。记得上第一节课前15分钟,做准备的时候,我的心怦怦地跳,大脑一片空白,原本背得很熟的内容都忘了。这时教我的医学院老师面带微笑地敲门进来告诉我说:"准备好了吧? 别紧张,跟平常练习的时候一样就可以了。"我听了后像吃了个定心丸,心跳也慢慢缓下来,逐渐恢复正常。过了一会儿,听到清脆有力的敲门声,我起身开门,在开门的瞬间,我和学生相视一笑,我感觉我们之间的距离一下子就拉近了。在接下来的检查中,我发现学生也满头大汗,而房间里是开着空调的,我面带微笑地对他说:"别紧张,慢慢来,就像你平常上课做练习一样,时间够的,有二十五分钟。"听了我的话,学生朝我笑了笑说:"今天是我第一次面对老师做体格检查,有些紧张。"我告诉他,我们是帮他体验在医院面对病人的感觉,以及如何把学校学到的理论知识运用到实践中去,以确保他能在以后的工作中快速胜任。当他熟练做完整套的检查后跟我说:"好了,检查结束。"我看离考试结束的时间还有十分钟,我便跟他说:"你做得很快,动作熟练,非常专业,以后等你去医院上班的时候,只要多和病人沟通,就会做得更好。良好的沟通在生活中很重要,你一定会是个好医生!"那个学生听了很开心,笑着说:"谢谢! 我会努力成为一个好医生的!"

我非常喜欢这份工作,它让我原本的生活更充实、更快乐。这份工作不仅让我的胆子变大了,也让我的眼界开阔了很多,我会一直做下去。

十四、我愿意做医学生学习生涯中坚强的后盾

潘女士

时光荏苒,岁月如梭。我做SP工作至今已三年有余,很荣幸能够加入SP这个队伍,这份工作不仅带给我快乐,还让我学习了很多知识,也开阔了我的视野。

我中专时学的专业是中西医结合,但中专毕业后读大专时,专业换为了英语,因而失去了将自己所学的医学知识运用起来的机会,心里很是遗憾。直到有一天看到医学院的招聘信息,我才重拾梦想,信心十足地报名应聘,并且心里一直默默地告诉自己,这是一个机会,以前所学的医学知识终于能派上用场了。在等待培训通知的这段时间里,我还特意跑书城去买医学教学用书,自己提前学习起来。在医学院老师的辛苦培训下,我顺利地上岗了,感谢学校给了我这么一个宝贵的机会。

工作的时候,不管是练习还是考试,我都尽自己的最大努力,要求自己做到最好。我热爱这份工作,也很愿意为此而奉献。考试的时候,看到学生们发挥得很优秀,我也为他们高兴。看到临场紧张发挥不好的考生,我心里也跟着着急。问诊时,我竖着耳朵听准学生的每一句话;操作时,我认真记住学生做的每项体格检查的手法。考试结束后,我认真地打好每一项分数,认真地比较,生怕我在打分上的失误影响到学生未来的临床实际操作。

　　我认为SP最重要的作用还在于平时配合学生做体格检查的练习。练习时，我们虽然看起来像是一个道具，但实际上我们心里要全面掌握体格检查操作内容的要点、手法和技巧，尤其是在眼睛看不到学生操作的情况下，只靠身体的感觉来判断学生操作得正确与否，并给予及时纠正（在平时练习的时候，我会让学生自己选择反馈的方式，可以即时反馈，也可以在练习结束后一并反馈）。最怕的就是，自己身体感觉学生没有做到位，反馈后，学生说自己做到了，这个时候只能让学生再示范一次。作为SP，遇到这种情况真的很纠结，一边担心是否自己刚才的感觉有误差，如果有误差，这样的反馈是否会给学生以后的临床实践带来错误的影响？一边又怕自己让学生再示范一次，学生会不高兴。当然，实际情况中学生们都会很开心地同意再次示范。在这里，我要像学生们说句"抱歉"，有时可能因为我自己的原因而给你们带去不便，请多多谅解。

　　在有老师或考官在场的情况下，我们SP工作就会轻松不少，思想负担也没那么重了。但我觉得，这个时候正是我们SP额外学习、充电的好机会。老师（考官）在给学生们讲解的时候，我们也可以顺带学习操作以外的知识，真是受益匪浅。有时候，不同的老师（考官）在操作手法上也会有不同，我们的知识就得到了丰富和扩展，真是有源源不断的好处，太幸福了。

　　虽然有时候会因为学生手上力道的轻重，而让我有短暂的身体不适，但是每位医术精湛的医生背后都有他们辛苦的付出和无数次的练习，这就需要我们SP的默默支持，有了我们的支持，才能让他们在学医生涯里无所畏惧地前行，让他们在医学道路上多一份强大的信心保障。我愿意做他们学习生涯中坚强的后盾。

在SP工作中,我乐意接受各种任务,也不会觉得难为情,因为这份工作是为了成就更好的未来的医学教育和培养更好的未来的医生而诞生的。我热爱这份工作,所以我希望学生们也不要拘束,这样我们才能实现这份工作本身具有的意义,而不是为了应付当下的课程和获得学分而走形式。此外,我个人认为,学生若有需要,也可以申请增加练习的时间,这样能让不够熟练或手法技巧上有错误的同学多一些练习的机会。

我希望能够有机会与国内其他学校的SP或者国外的SP进行沟通,相互沟通学习是为了进步。我非常喜欢这份工作,总希望自己能做到最好,为医学教育事业尽微薄之力。

以上就是我从事SP工作的体会和感悟,在以后的工作中,我希望自己能够更加努力,做到更好。

十五、爱出者爱返,福往者福来

童女士

几年前,通过好友介绍,我有幸加入SP的队伍。以前,我对于医院和医生了解较少,自从加入SP,我逐渐对医生的工作有了更直观的认识和了解。原来,在医院繁忙、紧张运转的背后,是这样一群为了病人而默默努力的医疗工作者和勤学苦练的未来的医生们。我们的SP管理老师石淑文女士,正是这些医疗工作者中的优秀代表。她严格按照SP演练规程给我们进行培训,认真对待每一个细节,手把手带我们一处处查找问题和反馈问题,让我深受感动。正因为她这样严谨的工作态度,才有了我们SP工作的"三严格":严格标准、严格训练和严格考评。这是对我们SP学员的严格,更是对病人的负责。

作为SP，我们要担任三种角色：一是标准化病人，二是练习时的指导者，三是考试时的评估者。标准化病人本身不是一种独立的考试方式，它通常是许多临床能力评估考试中的一部分。直白地来讲，SP可以被看作是"活的、可控的病人"，可以直接表现一切体格检查中病人可能会感受到的冷、痛、不舒服等感受，这对于训练医学生对病人的人文关怀再好不过。而对于病例中要求的痛、无力、颤抖、咳嗽等症状或体征，我们也要一遍一遍、真实地表现出来，这也是非常考验演技的。

平时练习时，SP最痛并快乐的事情就是体格检查。因为学生们刚接触我们时都小心翼翼，手法普遍偏轻。SP就会主动"求虐"，让学生手法"重一点，再重一点"，直到手法标准为止。只要能让学生掌握准确的手法，哪怕自己身上会留下一块块乌青、瘀斑，我们也甘之如饴。

考试时，学生普遍容易紧张。如果遇到学生紧张，SP可以通过微笑、简短交流、鼓励等方式帮助舒缓考生的情绪。我就曾遇到三个令我印象非常深刻的学生。一个是男生，他在做腹部体格检查时，潮湿冰冷的手一放到我身上来，我就被激得浑身起了一层鸡皮疙瘩。还有一个男生，在做神经系统的视野检查时，按要求我的眼球要跟随他手指指的方向而转动，但他的手指一直在抖，抖得我的眼球运动差点呈波浪线状了。最紧张的要数一个女生，在问诊结束时，她示意我躺到检查台上，准备做体格检查，然后她就站在床边眼神发直，接下来她突然一头栽了下来，直接昏倒在检查台上！好在现场有医生考官，没有出什么问题，真是万幸！所以在考试时如果遇到学生过度紧张，专业的SP能做的就是以冷静的态度扮演好一个对医生寄托希望的病人，以自己的真实诉求去打动学生,让学生快速进入一个医生的状态——这才是正确的工作态度。

在考试中,SP最重要的工作就是精准地重复表演和实实在在地公平打分,这样才能真正提升学生的实操能力,保证学生在今后遇到类似病例时能够快速反应并有效处置。

全面熟悉病例,并对案例进行周密、细致地演练,是我们SP工作的基础。经过这几年在工作中的摸索和思考,对于如何提升SP的整体水平,以及如何让SP更贴近学生的需求,我有一些自己的想法,在此提出来,希望对建立高效的SP工作机制有所帮助。

(1)分工:一个SP专门扮演一个科或几个科的病例,这样就可以尽快熟悉病例特点,并达到熟能生巧的目的,减少出错率。

(2)互动演练:以丰富的情景演练提升SP的实战技能,互动演练不仅可以增加SP对病例的熟悉度,还可以提高SP在指导及评估时的准确率。

(3)分层教学:针对不同工作年限的SP人员,进行分层培训,培训重点各有侧重。

(4)话术分享:平时多留意其他SP或学生的可供借鉴的经典话术,互相交流,共同提高。

(5)传统帮带:如果新SP上场,最好安排老SP带1~2场,以避免新人因为紧张而出错。

关于学生在问诊时的常见问题,我总结有如下三点:①常常忘记开始语和结束语。②现病史中的内容有遗漏,或问得不深入、不全面。③整个问诊过程思路不清晰,东问一点,西问一点,导致遗漏较多,甚至大的问诊项目也遗漏。对此,我总结出了以下几点应对方法,希望对各位同仁在指导学生问诊时有所帮助。

（1）问诊开始时的"三个知道"和问诊结束时的"两件事"。问诊开始时的"三个知道"是：①知道我是谁（医生要做自我介绍）。②知道我要干什么（医生与病人有简短的交流，以缓解病人的紧张情绪）。③知道他是谁（确认病人姓名等信息）。问诊结束时要做"两件事"：①告诉病人问诊结束了，接下去病人要做什么或要去哪里（结束语）。②了解病人有什么要求或有什么疑问需要解答（关心病人期望，鼓励病人提问）。

（2）关于现病史的询问，"两手都要抓，两手都要硬"。"一手"是指要多问"还有吗？"这三字经，如"还有（什么不舒服或问题）吗？""嗯，我知道了。还有吗？""除了这些，还有吗？"，务必做到问无遗漏。"另一手"是指针对以上问到的每个点（症状）都要学会进一步深入询问。比如，得知病人有呕吐的症状，就要进一步问"色"（呕吐物的颜色，有无黄色的胆汁、咖啡色的液体或鲜红的血液等）、"味"（呕吐物有无特殊气味或臭味）、"状"（呕吐物性状是稠还是稀）、"出"（呕出的方式，喷射出来还是呕出来）、"量"（量多还是量少），进一步强化问诊深度。

（3）向学生强调，一定要熟记问诊的流程和内容（一般情况→主诉→现病史→既往史→个人史→婚育史→月经史→家族史），保持自己问诊思路清晰。

以上就是我的思考和总结。讲了这么多，目的只有一个，那就是给医学生最好的练习和最公平的考试，让他们将来成为最优秀的医生，怀一颗悲悯之心救治病人，相信这就是"爱出者爱返，福往者福来"！

十六、我的SP从业经验及建议

王先生

我从事SP工作几年了,深刻地感觉到,要做好SP,需要做到以下几点。

(1)注重岗前培训,提高自身素质。应用SP进行临床技能的训练,是培养高素质医学生的一个重要方法。不管是问诊还是体检,SP都应先将资料中的项目内容、评分标准及操作程序等反复自我演练,只有如此,才能在学生训练时及时发现问题,并给予纠正。

(2)在每次训练或考核前,SP都要提前做好准备工作。比如提前进入病人状态、穿好病员服等,这样给学生营造真实感,有利于提升培训的效果。

(3)学生以医生的身份主导病人的行为,SP要被动配合,绝不要主动配合,或有意无意地提示。

(4)SP可以故意设计一些"陷阱",观察学生能否排除这些"陷阱",从而了解学生对知识的掌握情况。

(5)SP要把握好反馈信息的准确性。在问诊和体格检查的过程中,SP应细心观察并记住学生在每个环节上的表现,注重观察内容是否完整、顺序是否正确、技巧是否掌握、操作是否规范等。反馈时,应先给予赞扬及鼓励,而后指出其存在的问题,及时让其改正。

(6)问诊时,要严格按病例资料的要求来回答学生的问题。表现要自然。对于资料里没有写的问题,可以用"正常的""好的""没有的"回答,绝不能说"不知道""记不清"之类的话,否则学生会认为SP工作不认真。

（7）给学生打分要做到公平、公正。

（8）加强工作中的自律性。SP考前要做好考试内容的保密工作，试题、资料等严禁传播给其他人；在教学时，SP应一律将手机关机或静音；有事要提前请假；工作时要严格按照时间、地点的要求到达指定位置。

以上是我在SP工作中总结的经验，希望与大家一起交流，共同进步。

十七、愿我的努力能为医学教育事业尽绵薄之力
王女士

我从事SP工作不久，从最初对SP完全陌生，来这里只想多认识几位医生，到现在发自内心的坚持，这期间的心路历程，我想在这里同大家分享一下。

（一）准时

培训的第一天，老师对我们SP的要求就是：准时，必须准时！工作中经历了各种状况后才知道准时的重要性。SP承担着学生的教学或考试任务，这是丝毫不能怠慢的事。

（二）尊重

无论对老师还是对学生，SP都要怀有一颗尊重的心。虽然每次练习或者考试，我充当的都是教学指导员或监考老师的角色，好像自己掌握了学生的"生死大权"一样，但是，我绝不会因为学生的态度差或不够礼貌，而对这位学生的其他方面给予差评。尊重学生，尊重他们所学的知识，尊重每次练习或考试的宗旨和目标，是我的工作准则。

（三）精神

讲"精神"，或许听起来有些空，但是每次在清晨唤醒我的，真的就是一种精神。没有从事 SP 工作的时候，不知道医院里的工作流程是什么样的，有时在医院碰到不尽如人意的地方，就会觉得医生不负责任。但现在仔细想想，医院常常人满为患，非常忙碌，要求医生对每位病人都爱护有加，也是做不到的。我认为，唯一的解决办法就是：医生要够多，尤其是好的医生要够多！而我现在就正在为医学生们成长为好医生做陪练，瞬间就感觉自己伟大了不少！我希望自己的每次陪练都能成为学生进步的台阶，正是因为有这样的动力，在每次接受任务时，我都像打了鸡血一样，做足功课，微笑面对。

愿我的努力，能为医学教育事业尽绵薄之力。

十八、我对SP工作充满信心

吴先生

因为我的家人中有好几位从事医疗工作，自己又多次目睹医生争分夺秒从死神手里为病人夺回生命的那种惊心动魄的场面，所以自小从心底里就对医生怀有一种崇敬之心。

也许真的和医学有缘，有一天我在报纸上看到一则很特别的招聘启事，是浙江大学医学院在招聘"标准化病人"。我此前只知道有标准化制度、标准化生产工艺等，还第一次听说病人还有标准化的，难道生病还有按标准生的？怀着一颗好奇心，我上网查了一下，才知道什么是"标准化病人"，然后就拿起电话，果断报了名。

经过培训，我渐渐知道了标准化病人（SP）这个工作的意义和标准化病人在临床医学教学中的重要性,并产生了积极的学习兴趣,在每次教学培训中都认真投入。在平时的培训课上,我仔细做好听课笔记,对容易出错的地方,我回家后都会认真复习。经过半年左右的培训,并经过考核,我终于在2012年初拿到了浙大医学院的聘书,荣幸地成为一名标准化病人。

开始从事一份新工作时,总会碰到这样那样的困难,而其中有许多是出乎自己预料的。记得第一次接触学生的时候,我心里真的很紧张,生怕自己没有扮演好,而影响学生的正常发挥。后来,我很快调整好自己的心态,迅速进入"病人"的状态,认真配合"医生"的问诊和查体。

在扮演病人的过程中,SP不但要记住自己所表演的病例的症状,还要牢记"医生"在问诊和查体过程中的遗漏和手法的不规范之处,所以自始至终都要精神高度集中。一天下来,人会感觉很疲劳。在冬天,有时我会遇到学生两手冰凉就开始了腹部查体,或是没有暖热听诊器就开始腹部听诊。遇到这种情况,我晚上回到家时就会出现胃口差和腹泻的症状。

有次参加一场考试,内容是心脏的体格检查和测量血压,有一位考生令我印象特别深刻。她在我右上臂绑好气袖,把水银柱加压到180多毫米汞柱后,不知道是过于紧张,还是其他的什么原因,她两眼就一直盯着刻度表,看了有半分多钟,好像在思考着什么,竟然忘了给气袖放气。由于是考试,我怕打断她的思路,就没有吭声,一直坚持着,后来我右手的颜色变得越来越紫,手臂又麻又痛,在看不出她有给气袖放气的意向,及考虑到加压时间长了怕手臂血液循环不畅而影响后面其他考生的考试时,我就自己拿起气球迅速放气,并解开气袖。当她看到我手臂上深深的红印后,一脸歉意地向我道歉,解释说她好久没有操作过血压计了,有些步骤忘记了。我也让她别太紧张,回去复习一下血压计的操作。那天我被量了很多次血压,手臂又麻又痛,但我一直坚持到考试结束。

曾经遇到过一位手劲特别重的男同学,他在做肝区叩击痛检查的时候,第一次叩击,他轻轻地在我的肝区扣了一下,问我痛不痛,我回答不痛。第二次,他加重叩击力度,问我痛不痛,我虽然感觉重了点,但还可忍受,因此还是回答他不痛。第三次,他不但更加重了叩击的力度,还连叩两下,我瞬间感觉非常难受。他看着我难受的表情,连连向我致歉,并问我需不需要帮助。这时广播里提醒这站考试结束,让考生们去下一站考点。我让他赶快去下一站,自己捂着肚子在床上躺了好久,才起身回家。

通过和一些考官的交谈,我渐渐知道从一名医学生成长为一名合格的医生,过程非常漫长,也非常不容易,所以每次接到医学院的工作任务后,我总是先加班加点完成自己的全职工作,然后利用休息时间来认真复习资料,认真背诵拿到的病例,并向老师和考官请教病例中自己不懂的医学知识和表演方法,尽自己所能配合好学生。在一些重要的考试中,我总是以微笑开场,让学生放松紧张的心情,考出好成绩。

近六年来,通过不断的学习,我陆续扮演了发热、胸痛、咳嗽、肺癌、肾病、肝癌、伤寒、甲亢、腹痛等多种疾病的病人。从刚开始的生疏,到现在能够在病人、教学指导员和考官三个不同角色中切换自如,我付出了很多努力,也获得了快速的成长。

2015年,我在浙大医学院成了"明星",因为我很荣幸地参加了医学院临床技能操作教学视频的拍摄,扮演了视频中的"病人"。后来经常在医学院里遇见老师和学生,问我是不是教学视频中的那个"病人",并竖起大拇指给我点赞,感谢我为医学事业做出的奉献。每当听到这些表扬和肯定,我心里就特别开心,也觉得这几年来在做标准化病人工作中所付出的努力和辛苦是非常值得的。

从事SP这项非常有意义的工作后,我不仅增长了许多医学知识,更高兴的是,遇见了浙大医学院标准化病人教研组的石淑文老师,她是一位非常认真、细心和周到的好老师、好医生,总是耐心细致地给予我指导和帮助,使我在工作中不断地总结和提高。更可贵的是,从她身上我学到了那种对工作高度负责的精神。医学是一门非常严谨的学科,它随着科学技术的不断向前发展而不断地更新和提高。医学教育也是如此,作为参与其中的一份子,我也应该与时俱进,在石老师的指导和鼓励下,不断地学习和提高自己的业务水平,更好地完成标准化病人的工作,获得广大师生的肯定。

我对SP工作充满信心!

十九、因为喜欢,所以坚持

赵先生

我从事SP工作仅半年时间。当初从同事口中得知这个工作,觉得挺有意思,就抱着好玩的心态报名参加了。但来到浙大医学院后,经过指导老师对这份工作的全面介绍,我就不再抱着玩的心态来做这份工作了,因为我意识到这是一份非常有意义的工作。

记得有一次,一个女生来考试,她手心里冒着汗,表情很紧张。其实我比她还紧张,因为这是我做SP以来参加的第一场考试,而她是我的第一个考生。我想,我不能让她看出我比她还紧张,所以,一开始我并没有给她考试,而是先和她聊了其他的事情,等她和我都没那么紧张了,我们才开始考试。

从事这份兼职工作半年来,我学到了很多医学知识,也认识了许多志同道合的朋友。从事这份工作的不止我一个,还有很多热心人。我身边的一些同事和朋友,听我讲了SP工作的独特意义后,也都参加了这份爱心工作。因为我喜欢,所以我相信自己一定会坚持下去!

参考文献

［1］ Peggy Wallance. 标准化病人辅导：临床能力评价方法［M］.
唐健，译. 北京：北京大学出版社，2015.

［2］ 王以朋，管远志. 标准化病人培训手册［M］. 北京：人民卫生
出版社，2013.

［3］ 董卫国，朱俊勇. 客观结构化临床考试与标准化病人［M］. 北
京：人民卫生出版社，2012.

［4］ 波拉·史蒂曼，华西医科大学，浙江医科大学，等. 临床诊断学
教程（中英对照）［M］. 北京：北京医科大学中国协和医科大
学联合出版社，1995.

［5］ 绳宇，潘慧. 标准化病人培训实用教程［M］. 北京：科学出版
社，2017.

［6］ 欧阳钦，吕卓人. 临床诊断学［M］. 北京：人民卫生出版，2005.

［7］ 方向明，陈周闻. 医学生临床技能操作规范［M］. 杭州：浙江大
学出版社，2016.